Dr. Stefan Frädrich

DIE
EINFACHSTE
DIÄT DER WELT

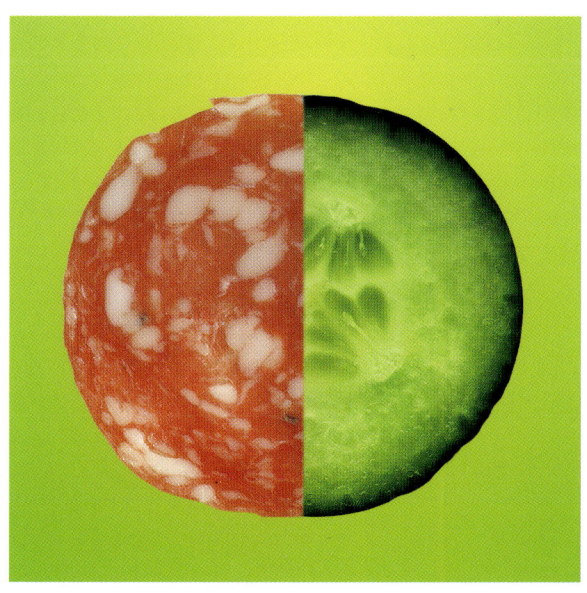

Das Plus-Minus-Prinzip

Inhalt

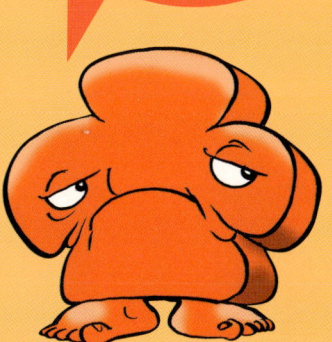

Jetzt geht's los ...

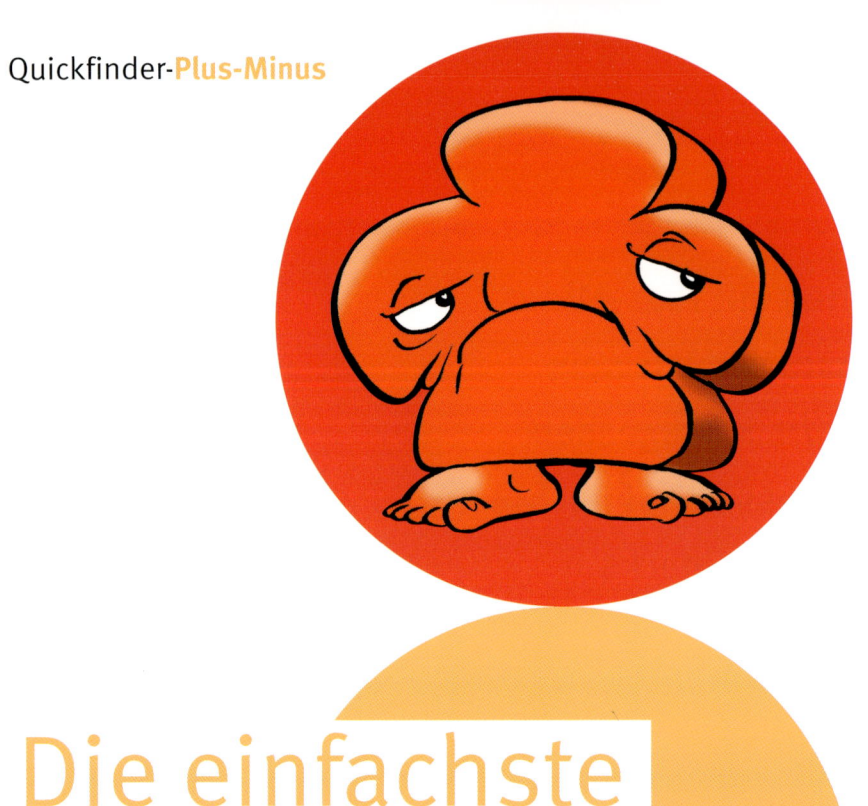

Die einfachste Diät

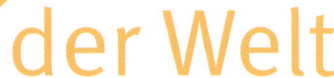

der Welt

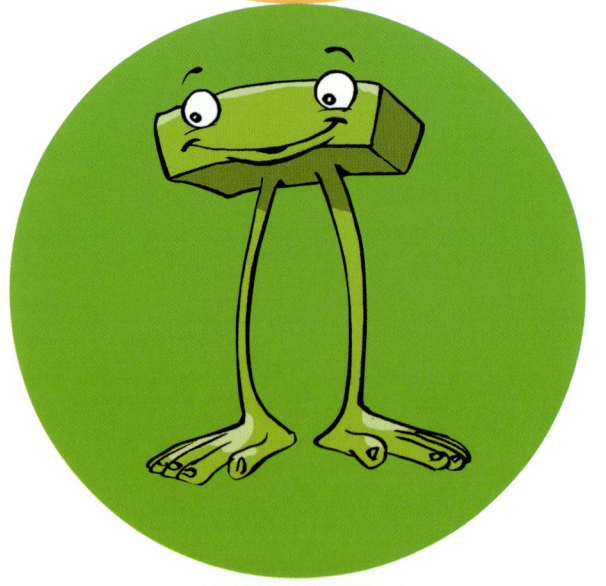

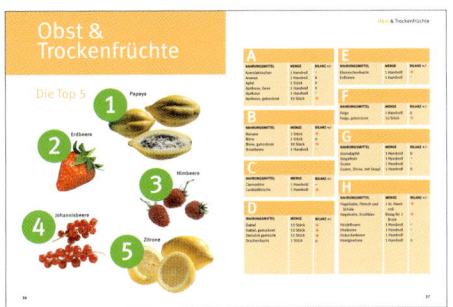

Welche Nahrungsmittelgruppen machen eher dick, welche schlank? Wie können Sie sich lecker satt essen und trotzdem abnehmen. Ausführliche Tabellen zeigen ganz konkret: So viel »Plus« und »Minus« steckt in einem Lebensmittel. So haben Sie jederzeit im Blick, wohin die Reise geht (ab Seite 26).

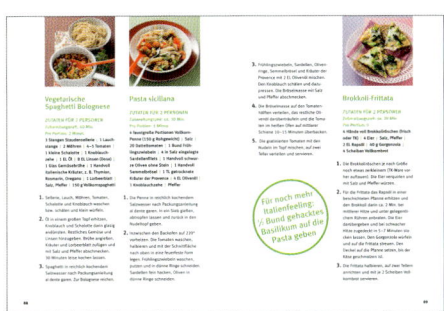

Weiter geht's: Wer selbst kocht, weiß genau, was auf den Tisch kommt – und in den Bauch. Eine ganze Menge leckerer Rezepte zeigt, wie Sie sich mit Genuss schlank schlemmen können. Denn die Plus-Minus-Küche bedeutet keine Einschränkung, sondern im Gegenteil einen satten Genuss-Zugewinn (ab Seite 66).

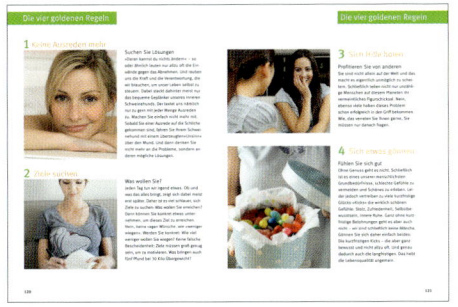

Im dritten Teil der einfachsten Diät der Welt geht es um Ihre innere Einstellung. Immerhin sind Gedanken der Ursprung allen Handelns. Und deshalb ist es wichtig zu wissen: Welche Gedanken bewirken auf der Waage eher ein »Plus«, welche ein »Minus« (ab Seite 116)?

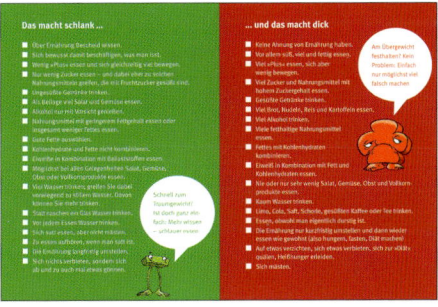

Und dann geht es natürlich auch noch darum, was Sie alles tun können, um auf Dauer im schlanken, »grünen« Bereich zu bleiben. Denn es gibt einiges, was Sie tun können, damit Sie für den Rest Ihres Lebens eine gute Figur machen (ab Seite 142).

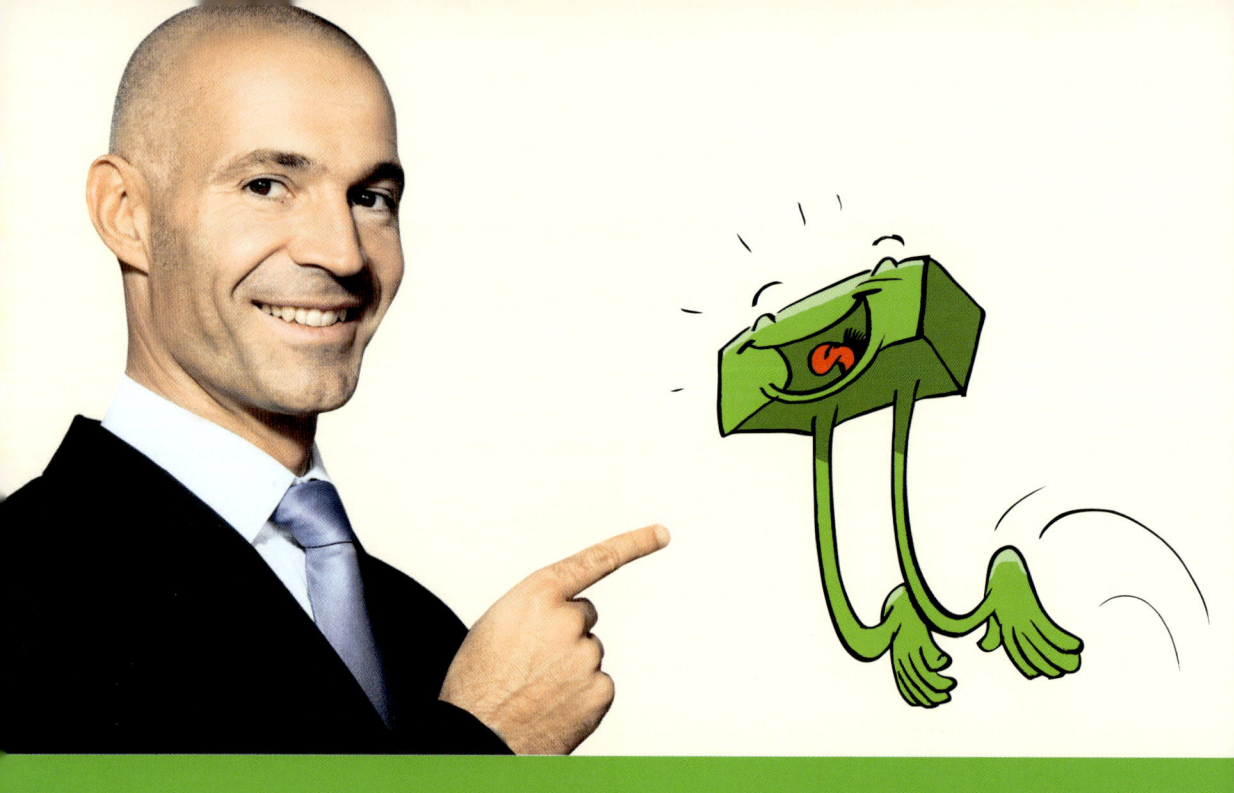

Weg mit
dem Speck

»Was? Schon wieder ein Kilo mehr?« Vielleicht kennen Sie das: Sie stellen sich auf die Waage – und springen entsetzt sofort wieder herunter. Denn auf unerklärliche Weise klettert der Zeiger stets ein Stückchen weiter nach rechts. Und dass, obwohl Sie doch gar nicht so viel essen. Was tun? Eine Diät machen? Das hilft doch nie langfristig. Außerdem ist das meist wahnsinnig kompliziert. Und hungern muss man auch. Nein, keine Chance! Das Gewicht einfach ignorieren? Abführmittel nehmen? Die Waage wegwerfen?

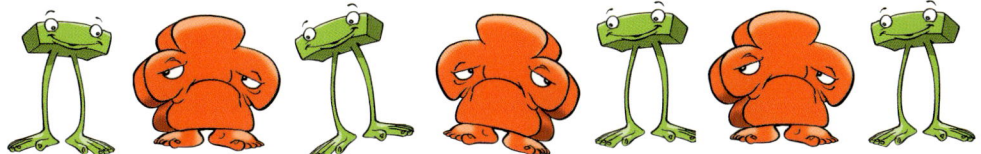

Vielleicht beginnen Sie ja auch zu träumen: Wenn es doch nur eine Wunder-Diät gäbe, bei der Sie alles essen könnten, das Sie mögen. Bei der Sie immer satt wären. Bei der Sie keine Kalorien zählen müssten und die Sie jeden Tag ganz leicht anwenden könnten – immer und überall. Eine Diät, die Ihrer Lebensweise entgegenkommt. Eine, die Sie motiviert, anstatt zu entmutigen. Eben eine ganz einfache Diät. Am besten: die einfachste Diät der Welt!

Doch kaum erwachen Sie wieder aus Ihrem Traum, flüstert Ihnen Ihr innerer Schweinehund auch schon ins Ohr: »Es ist, wie es ist. Du wirst eben immer dicker.« Und frustriert (aber mit Appetit) greifen Sie zu Brötchen, Schokoriegel oder Fruchtsaft. Wer will Ihnen das verdenken?

Doch ich habe eine gute Nachricht für Sie: Es gibt sie tatsächlich, diese einfachste Diät der Welt – Sie halten sie soeben in den Händen: Mit dem Plus-Minus-Prinzip schlagen Sie alle Fliegen mit einer Klappe: Sie erfahren, wie gesunde Ernährung funktioniert. Sie verstehen, wie Sie sich ohne Verbote im Alltag ernähren. Sie lernen Denk- und Verhaltensweisen kennen, die Sie schlanker machen. Sie sind hoch motiviert. Und das Beste ist: Sie nehmen dabei auch noch mühelos ab. Kein Wunder: Sie machen schließlich die einfachste Diät der Welt.

Viel Erfolg beim Abnehmen und guten Appetit dabei!

Ihr Stefan Frädrich

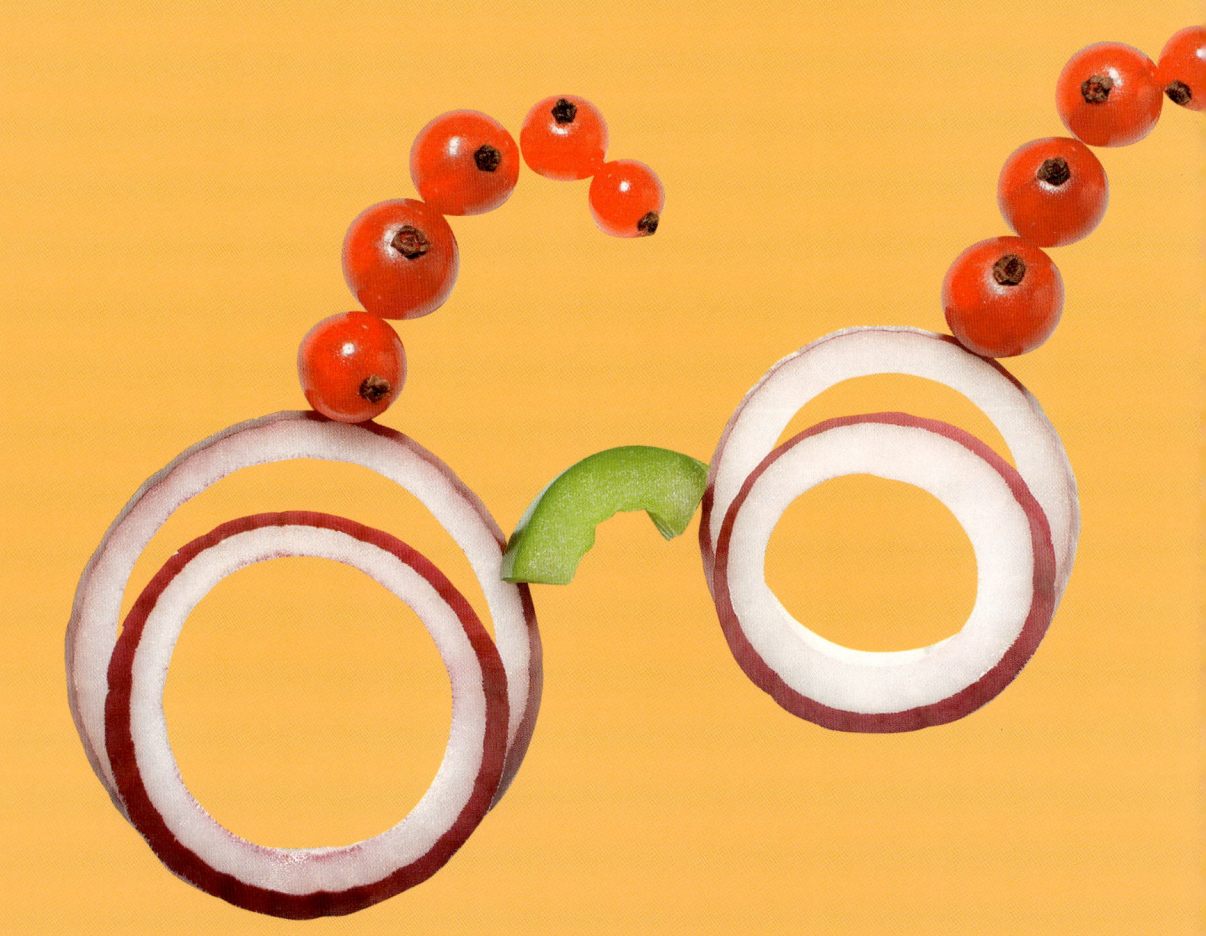

Wissen macht schlank

Wie wirkt sich Nahrung auf Ihre Figur aus?

Essen mit Köpfchen

Mit jedem Lebensjahr werden wir ein bisschen dicker. Zwar steigt die Lebensgewichtskurve einmal steiler an, einmal flacher, und manchmal gibt es sogar kurze Phasen, in denen das Körpergewicht tatsächlich sinkt. Doch die Statistik zeigt, dass es tendenziell immer weiter nach oben geht und die Waage Jahr für Jahr mehr Pfunde anzeigt.

Bei den meisten Menschen gibt es dafür zwei Gründe: Erstens werden die körpereigenen Fettspeicher immer voller. Und zweitens schwinden mit steigendem Alter von Natur aus die Muskeln. Und das bleibt eben leider nicht ohne Folgen: Shirt und Hose spannen, Zellulitis droht.

Es ist die Summe unserer alltäglichen Gewohnheiten, die dafür sorgt, dass wir immer dicker und schwächer werden. Wir steigen ins bequeme Auto statt aufs Fahrrad, schieben abends eine DVD in den Recorder, anstatt spazieren zu gehen. Wir schauen lieber vom Sofa aus die Sportschau, statt selbst Sport zu treiben. Genau so ist es beim Essen: Wir sagen viel zu selten Nein zu kulinarischen Versuchungen, nehmen Zucker in den Kaffee und Pommes zum Steak. Die Angst vor Verzicht führt zum inneren Zwang, den Teller immer leer zu essen. Es sind etliche Verhaltens- und Denkweisen, die wir für völlig normal halten – die uns jedoch langsam immer pummeliger werden lassen. Das muss nicht sein. Denn ob die Statistik auch für Sie gilt, bestimmen Sie selbst. Schließlich gibt es auch Menschen, die ihr Leben lang schlank bleiben. Die es schaffen, dauerhaft abzunehmen – und dabei auch etwas anderes als Möhren knabbern. Wie sie das machen? Ganz einfach: Sie haben sich Verhaltens- und Denkweisen angeeignet, mit denen sie schlank leben. Die bewirken, dass ihre Fettspeicher leer bleiben und die Figur in Form ist. So steuern sie den Verlauf ihrer Lebensgewichtsgewichtskurve selbst – im schlanken grünen Bereich.

Wissen Sie was? Das können Sie auch! Sie müssen sich dafür nicht kasteien und hungern. Es geht viel einfacher. Schließlich gibt es etliche kleine Schrauben, an denen Sie drehen können. Jeden Tag. Und weil es so viele sind, können Sie ganz individuell bestimmen, was besonders gut zu Ihnen passt und daher besonders leicht fällt. So erreichen auch Sie mühelos Ihr Traumgewicht – mit der einfachsten Diät der Welt: dem Plus-Minus-Prinzip.

Das Plus-Minus-Prinzip auf einen Blick

Was das Abnehmen so schwer macht, sind in der Regel die körpereigenen Fettspeicher. Bei Frauen sind sie meist gleichmäßig über den Körper verteilt, bei Männern dagegen sammeln sie sich hauptsächlich am Bauch. Und diese Fettdepots sind nichts anderes als gespeicherte Energie: In Zeiten ohne Nahrung könnten wir die Fettspeicher leeren und daraus Energie gewinnen – und so wochenlang auch ohne zu essen überleben. Doch was in der Steinzeit sinnvoll gewesen sein mag, stellt heute viele Menschen vor ein gewichtiges Problem – immerhin leben sie in einer Welt, in der Nahrung immer und überall verfügbar ist.

Zu den wachsenden Fettdepots gesellt sich aber noch ein anderes Problem: Weil wir uns immer weniger bewegen (müssen), bauen wir mit den Jahren konstant Muskulatur ab. Dumme Sache: Denn gerade die Muskeln verbrennen die meiste Energie. Je weniger Muskeln wir also haben, desto weniger Energie verbrauchen wir – und desto mehr Energie wird in den Fettzellen gespeichert. Der Energieverbrauch sinkt, je weniger wir uns bewegen, und steigt, wenn wir unsere Muskeln regelmäßig gebrauchen. Werfen Sie nur einmal einen Blick auf die Lebensgewichtskurve auf Seite 12/13: Sie klettert nach oben, wenn Sie zu viel essen. Je mehr Sie sich dagegen bewegen, desto eher sinkt die Kurve nach unten.

Vorsicht, rote Zone!

Ob Sie im Leben immer dicker werden oder ob Sie schlank bleiben, hängt ganz wesentlich davon ab, wie gut Sie über Ernährung Bescheid wissen. Immerhin steckt die Welt voller Verlockungen. Kein Wunder, dass wir uns schnell mal im Schlaraffenland verlaufen. Je besser der Durchblick, desto leichter fällt es Ihnen, sich richtig zu entscheiden und grünes »Minus« zu sammeln: Sie bleiben schlank. Im Gegensatz dazu sammeln Sie umso mehr rotes »Plus«, je weniger Durchblick Sie in punkto Ernährung haben. Und entsprechend spannen Hemd und Hose.

Kurzer Ernährungscheck

Hand aufs Herz: Wie steht es um Ihr Ernährungs-Know-how? Wissen Sie, was Fette von Kohlenhydraten unterscheidet? Wie viel Energie Sie am Tag verbrauchen? Falls nein: Vorsicht! Womöglich befinden Sie sich schon in der roten Zone und sammeln lauter »Plus« – ohne es zu wissen. Sie sehen: Schritt eins zur einfachsten Diät der Welt beginnt im Kopf. Wenn darin die richtigen Infos stecken, können Sie auch das Richtige tun. Sie halten Kartoffeln, Brot, Reis und Nudeln dann nicht (mehr) für harmlose Magenfüller. Wissen, dass Fett zwar ein super Geschmacksträger ist, aber auch unglaublich viel Energie enthält – und dass Schokolade nicht glücklich macht. Kurzum: Sie wissen, worauf es beim Essen ankommt.

Die Lebensgewichtskurve

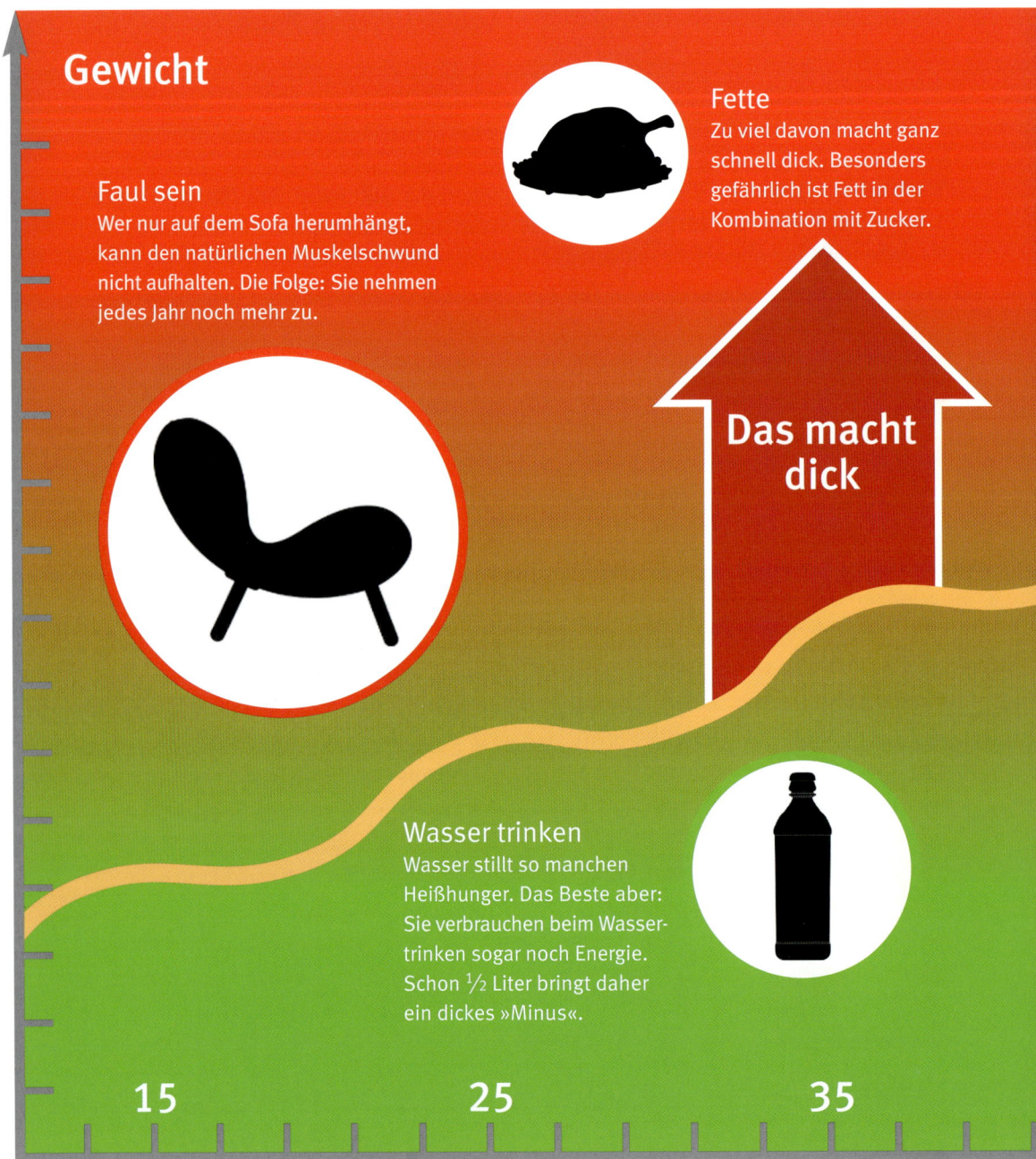

Gewicht

Faul sein
Wer nur auf dem Sofa herumhängt, kann den natürlichen Muskelschwund nicht aufhalten. Die Folge: Sie nehmen jedes Jahr noch mehr zu.

Fette
Zu viel davon macht ganz schnell dick. Besonders gefährlich ist Fett in der Kombination mit Zucker.

Das macht dick

Wasser trinken
Wasser stillt so manchen Heißhunger. Das Beste aber: Sie verbrauchen beim Wassertrinken sogar noch Energie. Schon ½ Liter bringt daher ein dickes »Minus«.

15   25   35

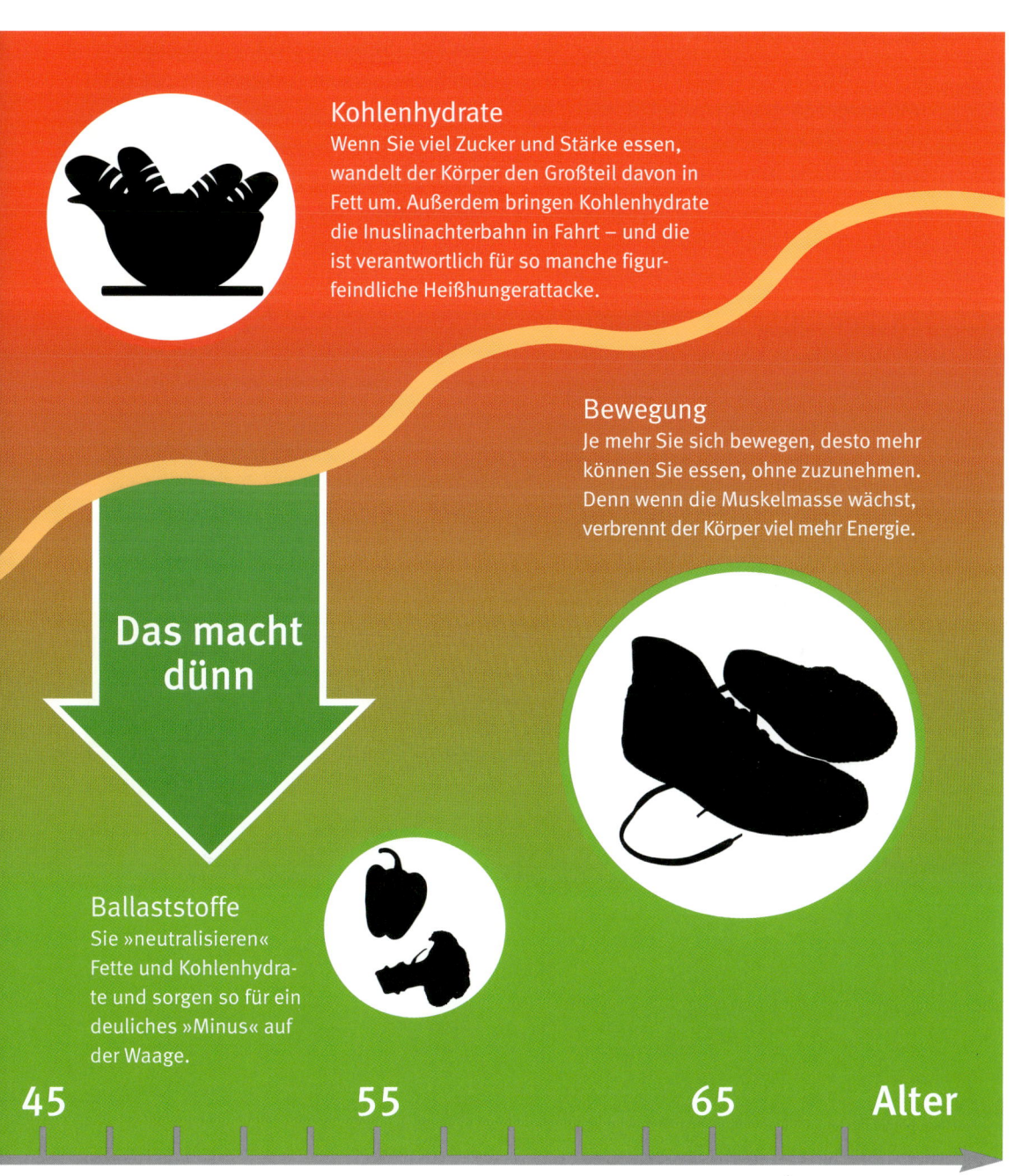

Kohlenhydrate
Wenn Sie viel Zucker und Stärke essen, wandelt der Körper den Großteil davon in Fett um. Außerdem bringen Kohlenhydrate die Inuslinachterbahn in Fahrt – und die ist verantwortlich für so manche figurfeindliche Heißhungerattacke.

Bewegung
Je mehr Sie sich bewegen, desto mehr können Sie essen, ohne zuzunehmen. Denn wenn die Muskelmasse wächst, verbrennt der Körper viel mehr Energie.

Das macht dünn

Ballaststoffe
Sie »neutralisieren« Fette und Kohlenhydrate und sorgen so für ein deuliches »Minus« auf der Waage.

45   55   65   Alter

Kohlenhydrate – die größten Energielieferanten

Unsere Nahrung besteht aus drei großen Nährstoffgruppen: Kohlenhydrate, Fette und Eiweiße liefern dem Körper wertvolle Energie, die er braucht, um gesund und leistungsfähig zu bleiben. Besonders leicht verbrennt der Körper die Energie aus Kohlenhydraten (Zucker): Sie sind sozusagen der Zündstoff unserer Zellen.

Zucker – der Energieturbo

Zucker ist der Turbo unter den Energielieferanten. Gelangt er über das Blut in die Kraftwerke unserer Zellen, brennt er sofort lichterloh und setzt dabei Energie frei. Allerdings brennt er nur sehr kurz. Entsprechend schnell braucht der Organismus Nachschub. Am besten stellen Sie sich Zucker also wie Energie-Stroh vor: Leicht entflammbar entfacht er kurz ein helles Feuer, erlischt aber schnell wieder. Besonders Trauben- und Haushaltszucker sind solche Energie-Turbos. Sie geben einen schnellen Kick, pushen aber eben nur sehr kurz. Bei Fruchtzucker dauert es etwas länger, bis er ins Blut übergeht. Er sorgt deshalb auch länger für Energie: Wie Reisig lodert auch er schnell auf, brennt aber nicht so hell wie Stroh, dafür länger. Das Gemeine: Zucker steckt nicht nur in allem, was süß ist, sondern auch in vermeintlich gesunden Lebensmitteln wie Fruchtjoghurt und Saft. Und sogar in Nahrungsmitteln, die gar nicht süß schmecken: in Ketchup etwa, in Wurst, in Fertiggerichten und in Fast Food.

Zucker ist schlecht für die Figur

Das Problem beim Zucker: Wenn Sie dem Körper mehr Energie in Form von Zucker zuführen, als er benötigt, scheidet er die überflüssige Menge nicht aus, sondern speichert sie. Der Zucker wandelt sich dabei dank ein paar biochemischer Veränderungen in Fett um – und dieses Fett wiederum wandert in Ihre Fettzellen. Die Schwarte schwillt, Sie werden dicker. Seien Sie also vorsichtig, wenn Sie auf den Packungsangaben eines Nahrungsmittels lesen, dass das Produkt zwar »Null Prozent Fett«, dafür aber jede Menge Kohlenhydrate enthält. Daraus produziert Ihr Körper nämlich einfach selbst Fett.

Und es gibt noch einen Grund, warum Zucker der Figur schadet: Damit er aus dem Blut überhaupt in die Zellen kommt, um dort seine Energie abzugeben, benötigt er einen »Schlüssel«. Dieser Zucker-Schlüssel ist das Hormon Insulin. Es wird von der Bauchspeicheldrüse ausgeschüttet, sobald Sie Zucker gegessen haben und dieser ins Blut wandert – also immer dann, wenn Ihr sogenannter Blutzuckerspiegel steigt. An sich eine feine Sache. Das Problem ist aber: Wenn Sie viel Zucker gegessen haben, steigt der Blutzuckerspiegel sehr schnell an. Dementsprechend muss die Bauchspeicheldrüse auch große Mengen Insulin produzieren, damit sich sehr viele Zelltüren auf einmal öffnen können. Weil so der Zucker schnell in die

Zellen verfrachtet wird, rauscht der Blutzuckerspiegel bald genauso schnell wieder nach unten wie er kurz zuvor angestiegen ist. Und das macht wiederum Hunger – auf den nächsten Zucker. So geraten Sie in eine regelrechte Zuckerachterbahn, in der Sie immer mehr essen. Als wäre das noch nicht genug, sorgt das Insulin auch noch dafür, dass Fett, das Sie zum Zucker essen, direkt in die körpereigenen Fettdepots wandert– die »sperrt« das Insulin nämlich gleich mit »auf«. Kein Wunder, momentan sind die Muskeln ja gut bedient (siehe Seite 17).

Vorsicht Süßstoff

Nun denken Sie vielleicht: Kein Problem, statt Zucker gibt es zukünftig nur noch Süßstoff. Schließlich enthalten die meisten dieser künstlichen Süßmacher tatsächlich keine Kalorien, brennen also nicht und machen insofern auch nicht dick. Doch oft reicht schon der süße Geschmack im Mund aus, um die Bauchspeicheldrüse zur Insulinproduktion anzuregen. Sie können sich vorstellen, was das bedeutet: Obwohl Sie gar keinen Zucker gegessen haben, geht der ganze Zirkus von vorne los. Sie bekommen Hunger und essen wieder mehr als nötig. Um zu testen, wie Sie auf Süßstoff reagieren, trinken Sie auf nüchternen Magen ein Glas Cola light. Meldet sich kurz darauf der Heißhunger, sollten Sie vorsichtig sein und besser auf die künstliche Süße verzichten.

Stärke – auch nur eine Zuckerart

Hätten Sie gedacht, dass die Stärke in Brot, Kartoffeln, Reis oder Nudeln aus nichts anderem als langen Zuckerreihen besteht? Weil diese »Zuckerkette« beim Verdauen aber erst einmal voneinander getrennt werden muss, dauert es, bis der Körper Energie gewinnen kann. Stärke verbrennt also weniger schnell. Entsprechend brennt sie länger, etwa wie ein Holzscheit. Dick macht sie trotzdem.

Dickmacher Alkohol

Alkohol zählt ebenfalls zu den Kohlenhydraten, weil die Zucker darin nach dem Trinken sofort ins Blut schießen. Da Alkohol noch mehr Energie enthält als andere Zucker, brennt er sogar noch heller – und macht deshalb auch noch schneller dick. Und weil die Bauchspeicheldrüse entsprechend laut »Insulinalarm« schlägt, kommt noch so manches zusätzliche »Plus« durch Chips und Co. dazu.

Fazit: Kohlenhydrate können dick machen

Kohlenhydrate enthalten nicht nur reichlich Energie. Weil das Dickmacherhormon Insulin den Blutzucker auf Zickzack-Kurs hält, haben Sie auch ständig Hunger. Wenn Sie nicht aufpassen, führen Kohlenhydrate Sie schnell in die rote »Plus«-Zone der Lebensgewichtskurve. Daher werden sie mit einem »Plus« bewertet (siehe Lebensmitteltabellen ab Seite 32).

Fette – die Energiespeicher

Fette, die zweite große Nährstoffgruppe, sind fürs Plus-Minus-Prinzip nicht weniger wichtig als die Kohlenhydrate. Wohl jeder weiß, dass zu viel Fett dick macht. Aber warum ist das eigentlich so? Ganz einfach: Fette liefern beim Verbrennen sehr viel Energie. Sie sind somit wahre Dauerbrenner in den Kraftwerken unserer Zellen. Am besten stellen Sie sich die Fette einfach wie Kohlestücke vor: Es dauert eine Weile, bis sie sich einmal entzünden. Dann aber glühen sie sehr lange. Sie brennen zwar nicht hell, sorgen dafür aber für dauerhafte Energie.

Gesättigte und ungesättigte Fette

Fette lassen sich ganz grob in zwei Gruppen unterscheiden: in gesättigte und ungesättigte Fette. Die gesättigten Fette stammen vor allem aus Fleisch, Wurst, Eiern, Milch- und Fertigprodukten. Das Problem: Sie nehmen nicht am Stoffwechsel teil, helfen dem Körper also auch nicht beim Aufbau lebenswichtiger Strukturen. Der Körper kann gesättigte Fette sogar selbst herstellen und müsste sie überhaupt nicht mit der Nahrung aufnehmen. So gesehen sind sie nichts anderes als der Speicherspeck, den die meisten ja eigentlich loswerden wollen: pure gespeicherte Energie. Was lernen Sie daraus? Gesättigte Fette sind wahre Dickmacher, die ohne Umwege für ein deutliches »Plus« auf der Waage sorgen.

Ungesättigte Fette dagegen stammen vor allem aus Pflanzenölen, Fisch, Samen und Nüssen. Sie sind wichtige Baustoffe im Körper. So bestehen zum Beispiel die Zellwände fast ausschließlich aus Fetten. Und auch im Gehirn wird viel Fett benötigt, damit die Nervenzellen richtig funktionieren und auf Hochtouren laufen. Selbst etliche Hormone entstehen aus Fetten, zum Beispiel wichtige Sexualhormone. Dazu kommt: Fett isoliert vor Kälte und polstert die Organe. Und nicht zuletzt dienen die Fettzellen im Körper als Energiedepots für härtere Zeiten. So schlecht ist Fett also gar nicht. Im Gegenteil: Einen gewissen Anteil an Körperfett sollte jeder mit sich herumtragen. Aber dieser Körperfettanteil darf eben nicht zu groß sein. Denn zu viel Fett macht nicht nur dick, sondern auch krank: Kurzatmigkeit, Gelenkbeschwerden, Diabetes, Depressionen und Herzinfarkt sind nur einige der Folgen – von den ästhetischen Problemen mal ganz abgesehen. Was Sie aber nicht vergessen dürfen: Der Körper braucht die ungesättigten Fette unbedingt, damit er tadellos funktioniert. Und er braucht sie aus der Nahrung, weil er sie anders als die gesättigten Fette nicht selbst herstellen kann. Vor allem die gesunden Omega-3-Fettsäuren sind wichtig; sie stecken zum Beispiel in guten Ölen wie Raps- oder Olivenöl sowie in fetten Seefischen (zum Beispiel in Lachs, Makrele und Sardine).

Zucker und Fett: Vorsicht, Kalorienbombe!

Ganz besonders dick macht die Kombination von Kohlenhydraten und Fetten. Sie wissen ja auch schon, warum das so ist: Der Zucker wandert dank Insulin sofort in die Muskelzellen und wird dort wie Stroh verbrannt. Das gleichzeitig verspeiste Fett dagegen brauchen die Muskeln erst mal nicht – was sollen sie bei so viel Strohfeuer auch mit ein paar langweilig glühenden Kohlestücken anfangen? Und weil das Insulin die Fettzellen schon aufgesperrt hat, wandert das Fett sogleich in die ungeliebten Depots. Das Gewicht steigt dadurch auf dem schnellsten Weg nach oben in die rote »Plus«-Zone.

Die figurfeindliche Fett-Kohlenhydrate-Kombi steckt in etlichen Gerichten und Nahrungsmitteln des täglichen Lebens: Im einfachen Butterbrot (Kohlenhydrate aus dem Brot, Fett aus der Butter), in Schokolade (Kohlenhydrat Zucker, Fett aus Kakaobutter), in der geliebten Pizza (Kohlenhydrate im Teig, Fett im Käse), in Pommes frites (Kohlenhydrate in den Kartoffeln, Frittierfett) oder im Krustenbraten (Fett) mit Knödeln (Kohlenhydrate) und Bier (Alkohol). Sie sehen: Wer nicht aufpasst, tankt schnell zu viel Energie.

Weg mit dem Speck

Durch regelmäßige, kräftige Bewegung und Ausdauersport sorgen Sie dafür, dass die Zellen die benötigte Energie nicht nur aus dem Zucker im Blut ziehen, sondern ganz gezielt auch die Fettdepots anzapfen und somit auch die sehr ergiebigen glühenden Kohlen entfachen.

Fazit: Fett macht dick

Ganz klar: Fett macht dick. Es enthält mehr als doppelt soviel Energie wie Kohlenhydrate. Und mit den gesättigten Fetten kann der Körper nicht viel anfangen; er speichert sie am liebsten gleich als Speck. Daher erhalten in den Tabellen ab Seite 32 auch fetthaltige Nahrungsmittel ein »Plus« – potenzieller Dickmacher. Richtig moppelig wird es, wenn das Essen Fett und Kohlenhydrate enthält. Denn während die Kohlenhydrate verbrannt werden, wandert das Fett sofort in die Depots. Also verdoppelt sich die Wertigkeit: Beide Dickmacher zusammen ergeben ein dickes »Doppel-Plus«.

Das beste Pflanzenöl für Sie: Rapsöl, schmeckt neutral und darf erhitzt werden.

Eiweiße – die Baustofflieferanten

Die dritte Nahrungsgruppe sind die Eiweiße, auch Proteine genannt. Anders als bei den Kohlenhydraten und Fetten zählt es nicht zu ihren wichtigsten Aufgaben, uns mit Energie zu versorgen. Vielmehr sorgen Proteine dafür, dass sich der Körper richtig zusammenbaut. Egal, ob Muskeln, Blutkörperchen oder Enzyme: Nahezu alles, was den Organismus am Funktionieren hält, besteht im Kern aus Eiweiß. Die kleinen Teile, aus denen sich das Eiweiß aufbaut, nennt man Aminosäuren. Sie sind der mit Abstand wichtigste Baustoff des Körpers und somit sozusagen die Bausteine, aus denen der Mensch besteht. Was der Körper dabei aufbaut, hängt ganz davon ab, was er im Moment braucht: eine Abwehrzelle, ein Stückchen Leber? Wichtig ist nur, dass ihm immer genug Eiweiße als Baumaterial zur Verfügung stehen – und das schafft man nur mit guter Ernährung. Dann kann sich der Körper aus dem Nahrungseiweiß genau diejenigen Bestandteile herausholen, die er gerade benötigt.

Wo versteckt sich Eiweiß?
Eiweiße stecken sowohl in tierischen als auch in pflanzlichen Produkten. Beispiele für tierische Eiweißlieferanten sind Fisch, Fleisch, Käse, Eier und Milch. Pflanzliche Eiweiße stecken zum Beispiel in Soja (Tofu), Nüssen, Getreide und Hülsenfrüchten wie Linsen, Bohnen und Erbsen. Wenn Sie sich ausgewogen ernähren und sowohl tierisches als auch pflanzliches Eiweiß essen, bekommt Ihr Körper alle Aminosäuren, die er zum Bauen braucht.

Eiweiß macht satt
Das Gute an Eiweiß: Es macht satt, ohne dick zu machen. Aber auch Eiweiße enthalten Energie. Nur verbrennen unsere Zellen sie sehr ungern, solange andere Energiequellen zur Verfügung stehen. Schließlich sind die wertvollen Bausteine viel zu schade, um sie einfach so zu verheizen. Nur wenn Sie kaum Kohlenhydrate und Fette essen, zapft Ihr Körper das Nahrungseiweiß an. Auch wenn Sie fasten oder eine Crash-Diät einhalten, verbrennen Sie wertvolles Eiweiß – im Notfall werden dann sogar die körpereigenen Eiweißdepots angezapft: die Muskeln. Ein Grund dafür, warum Sie beim Abnehmen immer Eiweiß essen und Ihre Muskeln gebrauchen sollten.

Fazit: Eiweiß hält fit
Eiweiße bauen wichtige Körperstrukturen auf, zum Beispiel Muskeln – und die machen fit und verbrennen jede Menge Fett. Außerdem führt der Eiweißgenuss nicht zu wilden hormonellen Hungerreaktionen. Im Gegenteil: Er macht lange satt und hilft dadurch, das Gewicht zu stabilisieren. Deshalb werden Eiweiß-Gerichte in den Tabellen ab Seite 32 und den Rezepten ab Seite 70 mit »Null« gerankt, was so viel bedeutet wie »Guten Appetit«.

Ballaststoffe – von wegen Ballast

Quasi als vierte Nahrungsgruppe gelten die Ballast- oder Faserstoffe, auch wenn sie im engeren Sinne keine Nährstoffe sind und für den Stoffwechsel kaum eine Rolle spielen. Denn Ballaststoffe bestehen biochemisch gesehen aus weitgehend unverdaulichen Kohlenhydraten; manche von ihnen scheidet der Körper sogar genau so wieder aus, wie Sie sie gegessen haben. Daher haben diese Stoffe auch ihren Namen: Man ging einfach lange Zeit davon aus, dass sie reiner Ballast wären.

Kalorienarme Sattmacher

Ballaststoffe stecken in Vollkorngetreide und -produkten, Gemüse, Salat, Hülsenfrüchten und Obst (auch Trockenfrüchte). Sie enthalten keine oder nur sehr wenig Energie, machen also nicht dick. Trotzdem sättigen sie aber sehr gut. Das hat zwei Gründe: Zum einen quellen sie im Magen auf und verstärken so das Satt-Gefühl. Zum anderen geht der Zucker aus kohlenhydratreichen Nahrungsmitteln umso langsamer ins Blut, je mehr Ballaststoffe in der Nahrung enthalten sind. Die Stoffwechseleffekte des Zuckers sind so weniger ausgeprägt. Dementsprechend fällt auch die Insulinantwort gedämpfter aus, die Blutzuckerachterbahn fährt gar nicht erst los, und man isst insgesamt weniger. Das ist im Übrigen auch der Grund, warum vollwertige Kohlenhydrate mit »Null« bewertet werden: Sie enthalten einfach viele Ballaststoffe.

Und damit noch nicht genug: Ballaststoffhaltige Nahrungsmittel stecken voller kleiner Helfer, wie zum Beispiel Vitaminen, Mineralstoffen und sekundären Pflanzenstoffen (SPS) – allesamt Gesundmacher, die Sie fit und schlank im »grünen« Bereich leben lassen. Zu guter Letzt kurbeln Ballaststoffe auch noch die Verdauung an, weil der Nahrungsbrei den Darm schneller passieren kann.

Fazit: Ballaststoffe sind wahre Schlankmacher

Sobald eine Mahlzeit einen ausreichend hohen Gehalt an Ballaststoffen hat, bremst sie den Gewichtsanstieg. Mehr noch: Eine ballaststoffreiche Ernährung kann Sie sogar wieder nach unten in den »grünen« Bereich führen. Deshalb erhalten entsprechende Lebensmittel und Gerichte ein »Minus«. Und weil Ballaststoffe die Verdauung anregen und so potenzielle Giftstoffe und Krankheitserreger kürzer im Körper bleiben, leisten sie auch einen großen Beitrag zur Gesundheit.

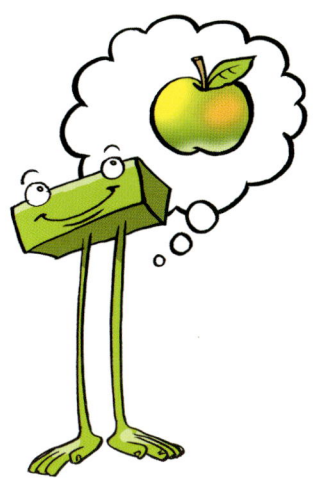

Wasser – das Superelixier

Ohne Wasser läuft auch bei der besten Ernährung in unserem Körper gar nichts. 1,5 bis 2,5 Liter sollten Sie deshalb täglich mindestens trinken. Wenn Sie sehr stark schwitzen sogar noch mehr. Einen Teil des täglichen Flüssigkeitsbedarfs nehmen Sie auch über etliche Nahrungsmittel auf: Äpfel, Tomaten, Kartoffelbrei – vieles, was wir essen, enthält Wasser. Besonders hoch ist der Wassergehalt in frischem Obst, Salat und Gemüse. Hier trinken Sie quasi nebenbei, ohne es groß zu bemerken. Zusätzlicher Bonus-Punkt: Je mehr Wasser ein Nahrungsmittel enthält, desto weniger Zündstoff enthält es. Und desto schneller füllt es den Darm. Ist doch ganz klar: 20 Weintrauben sättigen besser als 20 Rosinen – obwohl beides gleich viel Energie liefert. Allerdings fehlt in den Rosinen das Wasser und deshalb machen sie weniger satt.

Der Null-Kalorien-Drink

Für die einfachste Diät der Welt hat das Wasser aber noch eine ganz andere wichtige Funktion. Schließlich hilft es Ihnen auch beim Abnehmen.

• Wasser hat null Kalorien. Die beste Nachricht gleich zu Beginn: Wasser enthält keinerlei Energie. Das bedeutet, Sie können Riesenmengen davon konsumieren, ohne sich Sorgen um Ihre schlanke Linie machen zu müssen. Am besten trinken Sie jeden Tag mindestens 1,5 Liter stilles Wasser. Denn für jeden halben Liter

dürfen Sie ein »Minus« rechnen: macht insgesamt also schon mal drei »Minus«. Besonders, wenn Sie bisher vor allem industrielle Zuckerbomben wie Cola, Limo und Fruchtsaftgetränke, süßen Tee oder gezuckerte Kaffee-Drinks getrunken haben, sparen Sie allein mit der Wasserstrategie jede Menge »Plus«. Dafür dürfen Sie woanders auch mal »sündigen«.

• Wasser erhöht den Energieverbrauch. Wenn Sie einen Liter stilles zimmerkaltes Wasser trinken, verbrauchen Sie in etwa die Energie eines Apfels oder eines Brötchens. Denn der Körper muss das Wasser erst mal auf Körpertemperatur erhitzen, damit er es verwenden kann. Und dabei verbraucht er: Energie!

• Wasser macht satt. Es füllt den Magen und lässt somit weniger Platz für Kalorienhaltiges. Wenn Sie also zum Essen viel trinken, sind Sie schneller gesättigt und müssen weniger essen.

• Wasser stoppt die Insulinachterbahn – im Gegensatz zu Saft, Limo oder Cola. Sie haben also weniger Hunger und nehmen weniger »Plus« zu sich. Aber warum muss es unbedingt stilles Wasser sein? Macht Kohlensäure etwa dick? Natürlich nicht. Auch Wasser mit Kohlensäure macht schlank und schmeckt gut. Manchmal wirkt es sogar besonders erfrischend, weil es so schön prickelt. Trotzdem ist »ohne« besser, weil davon einfach mehr reinpasst.

»Aromatisiertes« Wasser

Sie können sich gar nicht mit stillem Wasser anfreunden, weil Sie einfach immer irgendeinen Geschmack im Getränk brauchen? Dann aromatisieren Sie Ihr Wasser doch einfach. Nein, nicht mit Sirup, es geht auch figurfreundlicher. Dazu füllen Sie jeden Tag mehrere Karaffen mit Wasser. Dann schneiden Sie kleine Obststücke, die Sie ins Wasser geben, zum Beispiel Zitronen- oder Limettenstücke, Orangen-, Apfel- oder Birnenscheiben. Bleiben die Früchtchen mehrere Stunden im Wasser, nimmt es ein zartes Fruchtaroma an – und Ihr innerer Schweinehund hat keine Ausrede mehr. Auch warmer und kalter Tee ist im Grunde nichts anderes als »geschmackvolles« Wasser. Sie müssen ihn dazu aber ungezuckert trinken. Wenn es unbedingt süß sein soll, verwenden Sie eben ein wenig Süßstoff. Achten Sie aber darauf, dass Sie dadurch keinen Hunger kriegen (siehe Test Seite 15). Sie wissen ja: Die Insulin-Reaktion …

Saftschorle

Schorle ist super erfrischend und kann gerade nach dem Sport helfen, ausgeschwitzte Mineralstoffe wieder zu ersetzen. Allerdings liefert sie auch recht viele Kohlenhydrate und entsprechend viel Energie, weil die meisten Saft und Wasser im Verhältnis 1:1 mischen. Wenn Sie den Saft jedoch sehr stark verdünnen –

> Trinken Sie schon bevor Sie durstig sind. Ansonsten verwechseln Sie Durst mit Hunger.

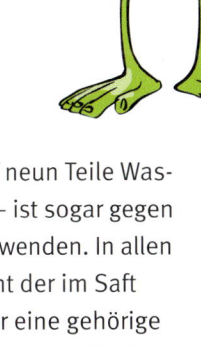

mehr als ein Teil Saft auf neun Teile Wasser sollten es nicht sein – ist sogar gegen eine Schorle nichts einzuwenden. In allen anderen Fällen verursacht der im Saft enthaltene Zucker wieder eine gehörige Insulinausschüttung. Denn auch Fruchtzucker ist Zucker – und führt damit eher in den roten »Plus«-Bereich als ins grüne, schlanke »Minus«.

Fazit: Wasser macht schlank

Klare Sache: Wasser hält die Figur top in Form und lässt den Zeiger der Waage immer weiter sinken. Denn es füllt den Magen, verbessert den Stoffwechsel und kurbelt noch dazu den Energieverbauch an. Daher bekommt es in den Tabellen ab Seite 32 ebenfalls ein »Minus«.

Kalorien zählen? Nein, danke!

Jetzt wissen Sie fast schon alles, um mit der einfachsten Diät der Welt loszulegen. Nur eines muss noch geklärt werden: die Sache mit dem Hunger. Denn beim Plus-Minus-Prinzip ist es verboten, hungrig zu sein. Ja, Sie haben richtig gelesen: Es ist VER-BO-TEN! Und zwar, weil Hunger Ihr schlimmster Feind ist, wenn es darum geht, das Gewicht dauerhaft richtig einzustellen. Schließlich ist Hunger ein ganz natürlicher Impuls, der immer dann angeschaltet wird, wenn Nahrungsmangel droht. Die Folgen: Sie fühlen sich schlecht, werden gereizt, bekommen Heißhunger, suchen instinktiv nach Nahrung und essen dann hemmungslos, was Ihnen zwischen die Finger kommt. Kein Wunder: Immerhin liegt der Sinn von Hunger darin, uns in schwierigen Zeiten dazu zu bringen, an unsere Grenzen zu gehen, und dem Körper lebenswichtige Nahrung zuzuführen.

Hungern macht dick

Doch eine geplante Gewichtsreduktion ist ebenso wenig eine Hungersnot wie eine figurbewusste Ernährung. Und es ist mehr als unpraktisch, wenn Sie von einem biologischen Überlebensprogramm am Abnehmen gehindert werden. Irgendwann werden Sie dann unausweichlich schwach und essen wieder wie zuvor. Sie ahnen schon, dass Hunger und übertriebene Kasteiung der Hauptgrund dafür sind, warum »normale« Diäten auf lange Sicht nicht funktionieren können. Egal,

ob Sie keine Kohlenhydrate essen dürfen oder keine Fette, ob Sie sich immer nur die Hälfte der üblichen Portionsgröße gönnen dürfen oder gewisse Lebensmittel ganz weglassen müssen: Irgendwie scheinen die meisten Diäten auf Verzicht ausgelegt zu sein. Doch selbst wenn dies kurzfristig funktioniert, führt es auf lange Sicht doch nur zum gefürchteten Jo-Jo-Effekt: Während der Diät geht das Gewicht runter, nach der Diät wieder rauf. Bei der nächsten Diät geht es wieder runter, kaum isst man wieder normal, geht es wieder rauf. Da kann einem schon schwindelig werden. Außerdem: Wer will sich schon dauerhaft in Verzicht üben? Besser, Sie erlauben sich, alles zu essen – nur eben in anderer Menge oder Kombination. Wie beim Plus-Minus-Konzept.

Die Lösung: Plus-Minus

Die Lösung scheint nah: Klar, ab heute werden Kalorien gezählt. Doch auch diese Methode hat ihre Tücken: Zwar sind Kalorien noch immer das verlässlichste Maß dafür, ob die Ernährung nach oben in die »rote« oder nach unten in die »grüne« Zone führt. Aber sie zu zählen ist oft anstrengend. Und mal im Ernst: Wer setzt sich schon gern mit einer Kalorientabelle ins Restaurant oder streift damit selbstbewusst durch den Supermarkt? Dabei geht es doch viel einfacher: Das Plus-Minus-Konzept führt sie genauso zu Ihrem Wunschgewicht.

Von »Plus« und »Minus«

Und so funktioniert's: Das Plus-Minus-Prinzip weist allen Lebens- und Nahrungsmitteln die Werte »Plus«, »Null« oder »Minus« zu – je nachdem, ob sie eher dick oder schlank machen oder sich neutral verhalten. Dabei wird nicht vorrangig auf die Kalorien geachtet, sondern eher auf den Effekt, den das Nahrungsmittel auf den Körper hat – vor allem im Hinblick auf Fettauf- oder -abbau.

Ein Blick genügt: Wenn Sie einmal ganz konkret schauen, aus welchen Bestandteilen sich Ihre Mahlzeiten zusammensetzen, müssen Sie nur noch zusammenzählen oder abziehen. Und schon wird klar, ob der Zeiger der Waage mit der Zeit nach oben geht, konstant bleibt oder fällt. Also los geht's: Listen Sie einmal alles auf, was Sie den Tag über essen. Ja, haarklein, auch den Extralöffel Honig aufs Frühstücksbrötchen und die Gummibärchen zum Kaffee. Dann schlagen Sie in den Lebensmitteltabellen ab Seite 32 nach, wie jede einzelne Mahlzeit beziehungsweise Zutat bewertet wird. Und jetzt wird gerechnet: Wie viel »Plus« haben Sie, wie viel »Minus«? Ein mageres Steak (0) mit einer Portion Pommes (++) und einer Cola (+) zum Beispiel ergibt drei »Plus« und macht somit eher dick. Wenn Sie dagegen zum selben Steak je eine Handvoll Gemüse (–) und Salat (–) mit Öldressing (+) essen und

dazu einen halben Liter stilles Wasser trinken (–) kommen Sie auf zwei »Minus«.

Stimmt die Bilanz?

Auf den Punkt gebracht, heißt das: Kommt am Ende des Tages unter dem Strich ein »Minus« raus: Prima, wenn Sie abnehmen wollen. Steht dort allerdings ein dickes »Plus«, sollten Sie langsam auf die Bremse treten. Denn mit den richtigen Nahrungsmitteln purzeln die Pfunde auch ohne Verbote. Sie machen eine Diät, ohne Diät zu machen. Oder besser: Sie machen die einfachste Diät der Welt.

Plus/Minus-Überblick

Kohlenhydrate	+
Alkohol	+
Fette	+
Fette + Kohlenhydrate	++
Eiweiß	0
Ballaststoffe	–
Wasser	–
Faulheit	+
Bewegung	–

Das macht schlank ...

- Über Ernährung Bescheid wissen.
- Sich bewusst damit beschäftigen, was man isst.
- Wenig »Plus« essen und sich gleichzeitig viel bewegen.
- Nur wenig Zucker essen – und dabei eher zu solchen Nahrungsmitteln greifen, die mit Fruchtzucker gesüßt sind.
- Ungesüßte Getränke trinken.
- Als Beilage viel Salat und Gemüse essen.
- Alkohol nur mit Vorsicht genießen.
- Nahrungsmittel mit geringerem Fettgehalt essen oder insgesamt weniger Fettes essen.
- Gute Fette auswählen.
- Kohlenhydrate und Fette nicht kombinieren.
- Eiweiße in Kombination mit Ballaststoffen essen.
- Möglichst bei allen Gelegenheiten Salat, Gemüse, Obst oder Vollkornprodukte essen.
- Viel Wasser trinken; greifen Sie dabei vorwiegend zu stillem Wasser. Davon können Sie mehr trinken.
- Statt naschen ein Glas Wasser trinken.
- Vor jedem Essen Wasser trinken.
- Sich satt essen, aber nicht mästen.
- Zu essen aufhören, wenn man satt ist.
- Die Ernährung langfristig umstellen.
- Sich nichts verbieten, sondern sich ab und zu auch mal etwas gönnen.

Schnell zum Traumgewicht? Ist doch ganz einfach: Mehr wissen – schlauer essen

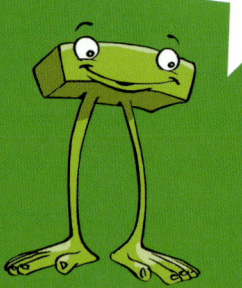

... und das macht dick

- Keine Ahnung von Ernährung haben.
- Vor allem süß, viel und fettig essen.
- Viel »Plus« essen, sich aber wenig bewegen.
- Viel Zucker und Nahrungsmittel mit hohem Zuckergehalt essen.
- Gesüßte Getränke trinken.
- Viel Brot, Nudeln, Reis und Kartoffeln essen.
- Viel Alkohol trinken.
- Viele fetthaltige Nahrungsmittel essen.
- Fettes mit Kohlenhydraten kombinieren.
- Eiweiß in Kombination mit Fett und Kohlenhydraten essen.
- Nie oder nur sehr wenig Salat, Gemüse, Obst und Vollkornprodukte essen.
- Kaum Wasser trinken.
- Limo, Cola, Saft, Schorle, gesüßten Kaffee oder Tee trinken.
- Essen, obwohl man eigentlich durstig ist.
- Die Ernährung nur kurzfristig umstellen und dann wieder essen wie gewohnt (also hungern, fasten, Diät machen).
- Auf etwas verzichten, sich etwas verbieten, sich zur »Diät« quälen, Heißhunger erleiden.
- Sich mästen.

> Am Übergewicht festhalten? Kein Problem: Einfach nur möglichst viel falsch machen

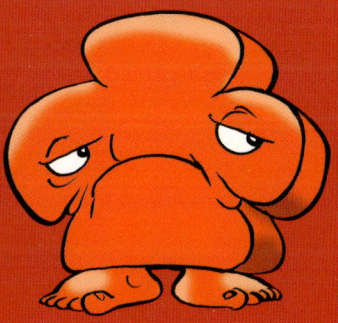

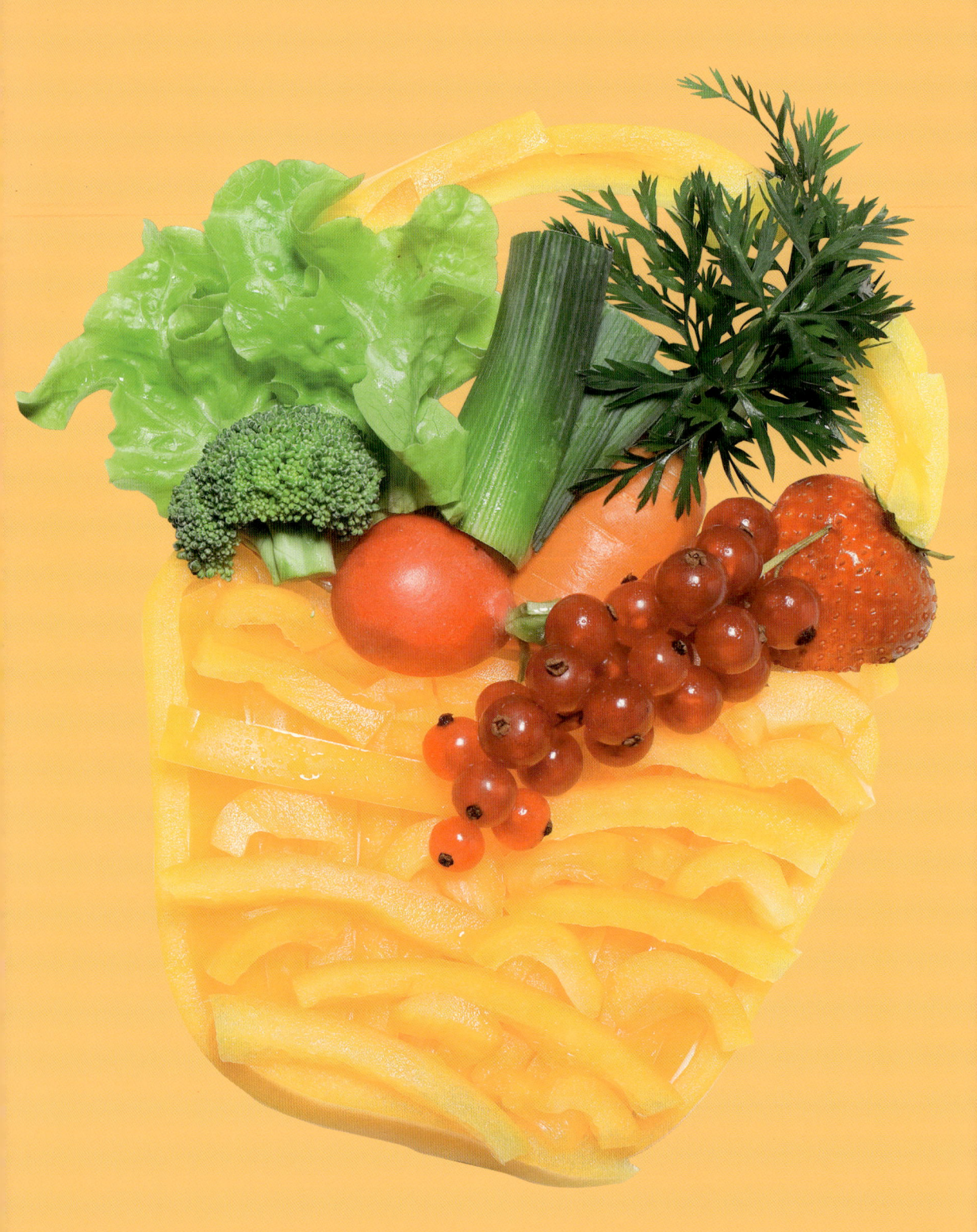

Die
Tabellen

Die beliebtesten
Nahrungsmittel im
Plus-Minus-Visier

Abnehmen auf die schlaue Art

Klar, Sie wissen jetzt, wie das Plus-Minus-Prinzip die wichtigsten Nährstoffgruppen bewertet und welche Rolle Ballaststoffe und Wasser spielen. Um diese Erkenntnisse im täglichen Leben effektiv anwenden zu können, müssen Sie aber auch wissen, welche Nahrungsmittel innerhalb einer Gruppe besonders gefährlich sind und durch was sie sich auf leichte Art ersetzen lassen. Kurzum, Sie brauchen ausführliche Listen, die möglichst viele gebräuchliche Nahrungsmittel, Gerichte und Getränke aufführen und bewerten. In diesem Kapitel finden Sie daher die beliebtesten Speisen aus den Bereichen:

- Getreide, Back- & Teigwaren (siehe Seite 32 ff.)
- Obst & Trockenfrüchte (ab Seite 36)
- Gemüse, Pilze & Hülsenfrüchte (siehe Seite 40 ff.)
- Milch, Milchprodukte & Käse (siehe Seite 44 ff.)
- Fisch & Meeresfrüchte (siehe Seite 48 f.)
- Fleisch, Geflügel & Eier (ab Seite 50)
- Fette, Samen, Nüsse & Saucen (siehe Seite 54 f.)
- Suppen & Eintöpfe (siehe ab Seite 56)
- Süßes (siehe Seite 58 ff.)
- Getränke & Spirituosen (ab Seite 62)

Die Tabellen sind jeweils alphabetisch geliedert, so dass schon ein kurzer Blick genügt, um mögliche Gewichtsfallen zu enttarnen: Steht am Ende der Zeile ein »Plus«? Dann lassen Sie lieber die Finger davon oder gleichen die Kalorien mit einer »Minus«-Zutat aus. Bei »Null« und »Minus« dagegen können Sie bedenkenlos zugreifen und genießen. Besonders praktisch: Sie müssen die üblichen Portionsgrößen nicht umständlich abwiegen oder -messen. Es reichen die »natürlichen« Maßeinheiten, zum Beispiel ein Stück, eine Scheibe, ein Glas oder eine Handvoll.

> Machen Sie die Plus-Minus-Tabelle zum Ernährungskumpel und essen Sie sich schlank.

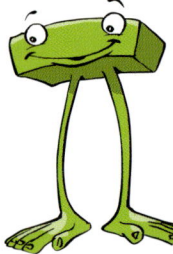

Ein Blick hinter die »Kulissen«

Bei der Bewertung der einzelnen Nahrungsmittel wurden nur die jeweils wichtigsten Bestandteile berücksichtigt. So zählen beispielsweise Cashewkerne vor allem als Fettlieferanten, auch wenn sie geringe Mengen an Kohlenhydraten und Eiweißen enthalten. Milchreis dagegen gilt vor allem als Kohlenhydrat, obwohl er einen gewissen Eiweißanteil hat.

Typische Portionsgrößen

Wie Sie gerade schon gelesen haben, liegt der Bewertung in der Regel keine abstrakte Gramm- oder Milliliterangabe zugrunde. Stattdessen finden Sie ganz konkrete Mengen: Ein Glas Wasser etwa. Oder ein Stück Kuchen. Oder eine Handvoll Salat. Die Hand-Größen machen nicht nur allerlei Küchengerät überflüssig. Sie berücksichtigen zugleich die unterschiedliche Körpergröße von Menschen und den entsprechend höheren beziehungsweise niedrigeren individuellen Energiebedarf.

Einfluss auf den Stoffwechsel

Besonders süße oder besonders fette Nahrungsmittel können auch in kleinen Mengen Negatives bewirken. So reicht schon die relativ geringe Zuckerdosis in der Saftschorle aus, um Insulin auszuschütten und die Hungerachterbahn zu starten. Daher sind auch die Portionen entsprechend kleiner. Ist eine Mahlzeit hingegen stoffwechselneutral, etwa wenn sie sehr eiweißreich ist, dürfen Sie auch mehr davon essen.

Und was ist mit den Kalorien?

Als ganz grobe Hausnummer orientieren sich die Plus-Minus-Angaben an 200-Kalorien-Schritten. »Plus« bedeutet also, dass die angegebene Menge etwa 200 Kalorien enthält. Mit einem »Minus« können Sie diese Energie in etwa wieder ausgleichen, indem Sie zum Beispiel den Stoffwechsel bremsen, Energie verbrauchen oder den Hunger mindern.

Die Plus-Minus-Alternativ-Tabelle

Bevor es mit den einzelnen Nahrungsgruppen losgeht, finden Sie auf den beiden nächsten Seiten Beispiele dafür, wie Sie die wahren Dickmacher durch leichte Alternativen ersetzen können. Sie können beim Frühstück zum Beispiel einfach statt feinblättriger Haferflocken die groben ins Müsli rühren oder das Weizenbrötchen durch zwei Scheiben Weizenvollkornbrot ersetzen. Wählen Sie Gemüsesauce statt Hackfleischsugo zu den Nudeln und ersetzen Sie die Spaghetti dazu am besten gleich noch durch die Vollkornvariante. Und statt Tiramisu gibt es Obstsalat mit Früchten der Saison – lecker! Wenn Sie allein solche Tipps beherzigen, schlemmen Sie sich bald durch den Alltag, ohne auf irgendetwas verzichten zu müssen.

Aus »weniger gut« etwas Besseres machen

Sie haben ein Lieblingsgericht, auf das Sie niemals verzichten könnten? Na und. Die meisten Nahrungsmittel lassen sich mühelos durch leichte Varianten ersetzen, die eine günstigere Plus-Minus-Bilanz aufweisen. Trinken Sie zum Beispiel Cola light, lassen Sie beim Brathähnchen einfach die Haut weg, knabbern Sie Salzstangen statt Chips. Wenn Sie allein das beherzigen, können Sie souverän jede Menge »Plus« einsparen – ohne sich dabei in irgendeiner Weise zu kasteien.

B

NAHRUNGSMITTEL	GEHALT	BILANZ	NAHRUNGSMITTEL	GEHALT	BILANZ
Bier	K+A	++	alkoholfreies Bier	K	+
Bonbons	K	+	zuckerfreie Bonbons		0
Brötchen	K	+	Vollkornbrötchen	K+B	0
Butter	F	+	magerer Frischkäse oder magerer Kräuterquark als Brotaufstrich	E	0

C

Cola	K	+	Cola light	W	0
Cornflakes	K	+	Haferflocken, kernig	K+B	0
Cremesuppen	F	+	Gemüsebrühen, Bouillons	W	0
Croissant	K+F	++	Vollkornhörnchen	K+B	0

E / F

Eis (Sahne)	K+F	++	Fruchtsorbet	W+K	0
Fleisch mit Fettrand oder paniert, aus der Pfanne	E+F	++	mageres Schnitzel unpaniert, gegrillt	E	0

H / J

Hähnchen (mit Haut)	E+F	+	Hähnchen (ohne Haut)	E	0
Joghurt (rahmig, gezuckert)	K+F	++	Naturjoghurt, mager, ungezuckert, mit echten »Minus«-Fruchtstücken	E+B	–

K

NAHRUNGSMITTEL	GEHALT	BILANZ	NAHRUNGSMITTEL	GEHALT	BILANZ
Käse, fetthaltige Sorten	F	+	fettarmer Käse	E	0
Kaffee, gesüßt	K	+	Kaffee, ungesüßt	W	0
Kartoffeln (Beilage)	K	+	Gemüse (Beilage)	B	−
Kartoffelchips	K+F	++	selbst gemachte Chips (-> S. 109)	B	0
Kuchen	K+F	++	Kuchen + 1 Liter Wasser	K+W	0

L/M/N

Limonade	K	+	Limonade, zuckerfrei	W	0
Mehl (Weißmehl)	K	+	Vollkornmehl	K+B	0
Milch (Vollmilch)	E+F	+	Magermilch	W+E	0
Nudeln	K	+	Vollkornnudeln	K+B	0
Nuss-Nougat-Creme	K+F	++	Fruchtaufstrich	K+B	0

P/Q

Pommes frites (Beilage)	K+F	++	Salat, Gemüse (Beilage)	B	−
Pudding	K+F	++	Fruchtquark, mager	E+K+B	0
Quark (fetthaltige Sorten)	F	+	Magerquark	E	0

R/S

Reis (Beilage)	K	+	Salat, Gemüse	B	−
Saft	K	+	stark verdünnte Saftschorle	W	−
Salami	E+F	+	Schinken, mager	E	0
Schokolade	K+F	++	Studentenfutter, Obst, Nüsse	F+K+B	+
Soße, auf Basis von Fett und Mehl	K+F	++	Soße, fettarm, mit Sojasahne		0

T/W

Torte	K+F	++	Obst	K+B	0
Wein	K+A	++	Weinschorle, dünn, sauer	K+A+W	+

*A = Alkohol
B = Ballaststoffe
E = Eiweiß
F = Fett
K = Kohlenhydrate
W = Wasser

Getreide, Back- & Teigwaren

Die Top 5

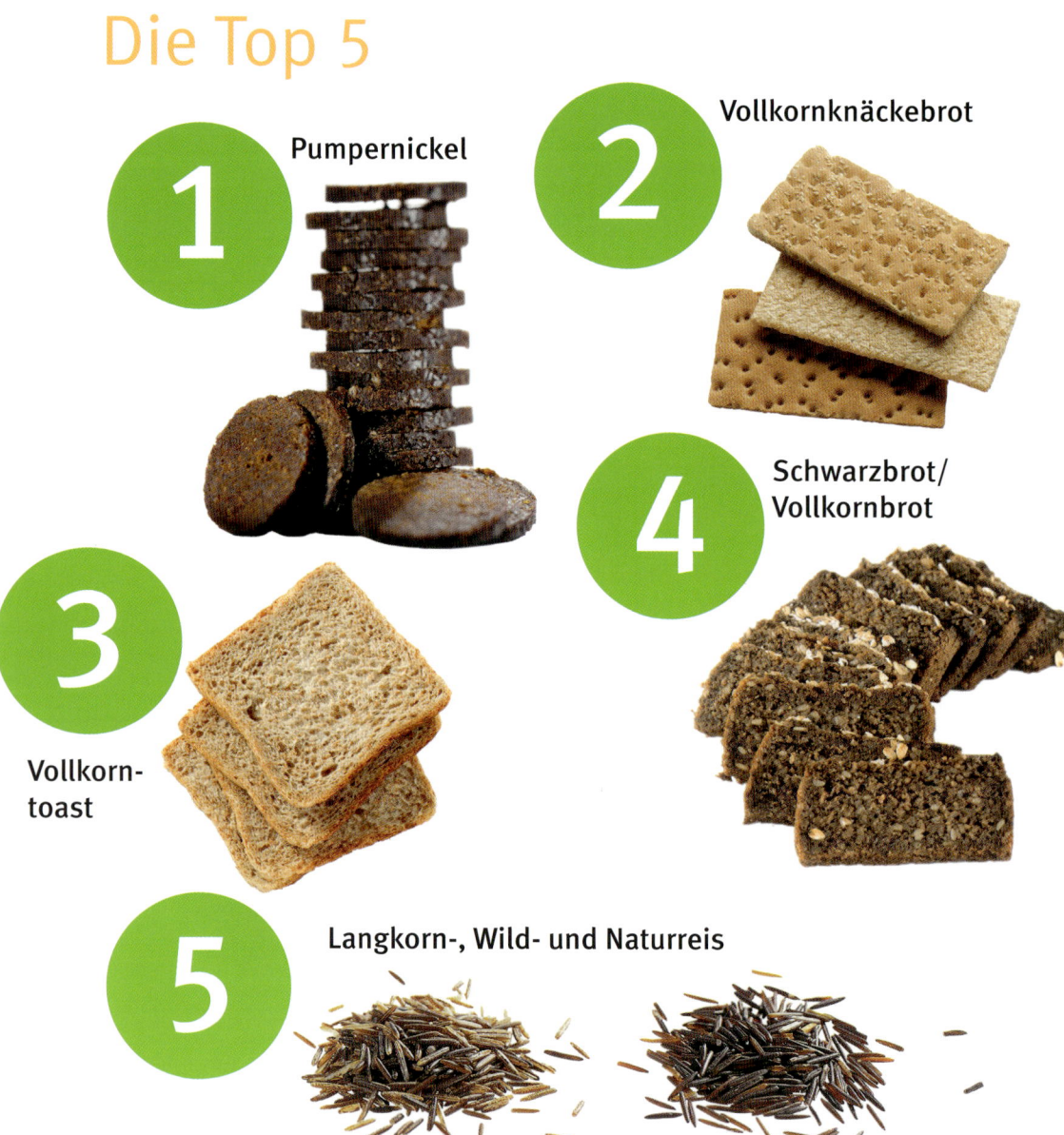

1 Pumpernickel

2 Vollkornknäckebrot

3 Vollkorn-toast

4 Schwarzbrot/ Vollkornbrot

5 Langkorn-, Wild- und Naturreis

A

NAHRUNGSMITTEL	MENGE	BILANZ +/-
Amaranth	1 Handvoll	+
Apfelkuchen	1 Stück	++
Apfelstrudel	1 Stück	++
Apfeltasche	1 Stück	++

B

NAHRUNGSMITTEL	MENGE	BILANZ +/-
Baguette	1 Stück	+
Biskuit	1 Handvoll	+
Blätterteig	1 Handvoll	++
Brezel	1 Stück	+
Brötchen	1 Stück	+
Brownies	1 Stück	++
Buchweizen	1 Handvoll	+
Buttergebäck	1 Handvoll	++
Butterkeks	5 Stück	++
Butterstollen	1 kl. Stück	++

C

NAHRUNGSMITTEL	MENGE	BILANZ +/-
Cannelloni	1 Handvoll	+
Cannelloni, Vollkorn	1 Handvoll	0
Christstollen	1 kl. Stück	++
Cornflakes	1 Schälchen	+
Croissant	1 Stück	++

D

NAHRUNGSMITTEL	MENGE	BILANZ +/-
Dinkelmehl	5 EL	0
Donuts	1 Stück	++

E

NAHRUNGSMITTEL	MENGE	BILANZ +/-
Eiernudeln	1 Handvoll	+
Eierspätzle	1 Handvoll	+

F

NAHRUNGSMITTEL	MENGE	BILANZ +/-
Farfalle	1 Handvoll	+
Flammkuchen	1 Stück	++
Fruchtschnitte	1 Stück	+
Früchtebrot	1 Stück	++
Früchtemüsli, ohne Zucker	1 Schälchen	0

G

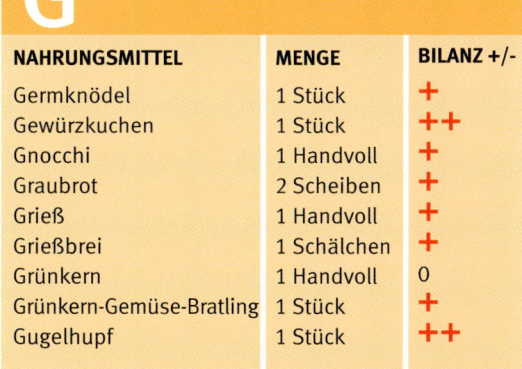

NAHRUNGSMITTEL	MENGE	BILANZ +/-
Germknödel	1 Stück	+
Gewürzkuchen	1 Stück	++
Gnocchi	1 Handvoll	+
Graubrot	2 Scheiben	+
Grieß	1 Handvoll	+
Grießbrei	1 Schälchen	+
Grünkern	1 Handvoll	0
Grünkern-Gemüse-Bratling	1 Stück	+
Gugelhupf	1 Stück	++

H

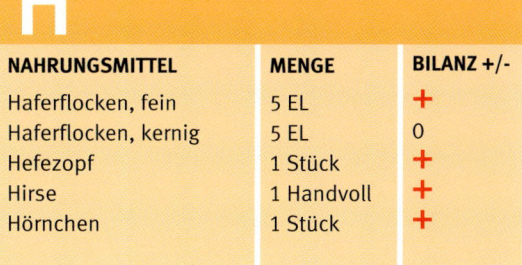

NAHRUNGSMITTEL	MENGE	BILANZ +/-
Haferflocken, fein	5 EL	+
Haferflocken, kernig	5 EL	0
Hefezopf	1 Stück	+
Hirse	1 Handvoll	++
Hörnchen	1 Stück	+

K

NAHRUNGSMITTEL	MENGE	BILANZ +/-
Kaiserschmarrn	1 Handvoll	++
Käsekuchen	1 Stück	++
Kartoffelstärke	5 EL	+
Knäckebrot	2 Scheiben	0
Knödel	1 Stück	+
Kräcker	5 Stück	++
Krapfen	1 Stück	++

L

NAHRUNGSMITTEL	MENGE	BILANZ +/-
Laugengebäck	1 Stück	+
Leinsamenbrot	2 Scheiben	+

M

NAHRUNGSMITTEL	MENGE	BILANZ +/-
Maisgrieß	5 EL	+
Maismehl	5 EL	+
Makkaroni	5 EL	+
Marmorkuchen	1 Stück	++
Maultaschen	1 Handvoll	+
Mehl	5 EL	+
Mehrkornbrot	2 Scheiben	+
Mehrkornbrötchen	1 Stück	+
Mischbrot, Roggen und Weizen	2 Scheiben	+
Mohnkuchen	1 Stück	++
Mürbegebäck/-kekse	5 Stück	++
Müsli, Früchte (auch Trockenfrüchte), o. Zucker	1 Schälchen	0
Müsli, Früchte (auch Trockenfrüchte), gezuckert	1 Schälchen	+
Muffin	1 Stück	++

N

NAHRUNGSMITTEL	MENGE	BILANZ +/-
Nasi Goreng	1 Handvoll	+
Naturreis	1 Handvoll	0
Nudeln	1 Handvoll	+
Nürnberger Lebkuchen	1 Stück	++
Nusskuchen	1 Stück	++

O

NAHRUNGSMITTEL	MENGE	BILANZ +/-
Obstkuchen	1 Stück	+
Obsttortenboden	1 Stück	+

P

NAHRUNGSMITTEL	MENGE	BILANZ +/-
Paniermehl	5 EL	+
Pasta	1 Handvoll	+
Penne	1 Handvoll	+
Pfannkuchenteig	1 Kelle	+
Pfefferkuchen	1 Stück	+
Pizza	1 Stück	++
Pizzateig	1 Handvoll	+
Polenta, gebacker Maisbrei	1 Handvoll	+
Polentamehl	5 EL	+
Pudding-Pulver	5 EL	+
Pumpernickel	2 Scheiben	0

Q

NAHRUNGSMITTEL	MENGE	BILANZ +/-
Quarktasche	1 Stück	++
Quiche	1 Stück	++

R

NAHRUNGSMITTEL	MENGE	BILANZ +/-
Ravioli	1 Handvoll	+
Reis, Langkorn-	1 Handvoll	0
Reis, Natur-	1 Handvoll	0
Reis, weiß	1 Handvoll	+
Reis, Wild-	1 Handvoll	0
Reiskräcker, natur	5 Stück	+
Reiskräcker, mit Schokolade	5 Stück	++
Reismehl	5 EL	+
Reisteigblätter	4 Stück	+
Roggenbrötchen	1 Stück	+
Roggenmehl	5 EL	+
Roggenmischbrot	2 Scheiben	+
Roggenvollkornbrot	2 Scheiben	0
Roggen-Vollkornknäcke-brot	2 Scheiben	0
Russisch Brot	10 Stück	+

S

NAHRUNGSMITTEL	MENGE	BILANZ +/-
Sachertorte	1 Stück	++
Sahnetorte	1 Stück	++
Salzstangen	1 Handvoll	+
Schinkennudeln	1 Handvoll	+
Schupfnudeln	1 Handvoll	+
Schwarzbrot	2 Scheiben	0
Schwarzwälder Kirschtorte	1 Stück	++
Semmel	1 Stück	+
Semmelknödel	1 Stück	+
Spaghetti	1 Handvoll	+
Spaghetti, Vollkorn	1 Handvoll	0
Speisestärke	5 EL	+
Spritzgebäck	5 Stück	++
Strudel	1 Stück	++

T

NAHRUNGSMITTEL	MENGE	BILANZ +/-
Tagliatelle	1 Handvoll	+
Toastbrot	2 Scheiben	+
Tortellini	1 Handvoll	+

V

NAHRUNGSMITTEL	MENGE	BILANZ +/-
Vollkornbrot	2 Scheiben	0
Vollkornbrötchen	1 Stück	0
Vollkornknäckebrot	2 Scheiben	0
Vollkornnudeln	1 Handvoll	0
Vollkornreis	1 Handvoll	0
Vollkorntoast	2 Scheiben	0

W

NAHRUNGSMITTEL	MENGE	BILANZ +/-
Waffeln	1 Stück	++
Weißbrot	2 Scheiben	+
Weizenbrötchen	1 Stück	+
Weizenfladen	1 Stück	+
Weizengrieß	1 Handvoll	+
Weizenkeimbrot	2 Scheiben	+
Weizenkleie	1 Handvoll	−
Weizenmehl	5 EL	+
Weizenvollkornbrot	2 Scheiben	0

Z

NAHRUNGSMITTEL	MENGE	BILANZ +/-
Zitronenkuchen	1 Stück	++
Zwieback	2 Scheiben	0

Obst & Trockenfrüchte

Die Top 5

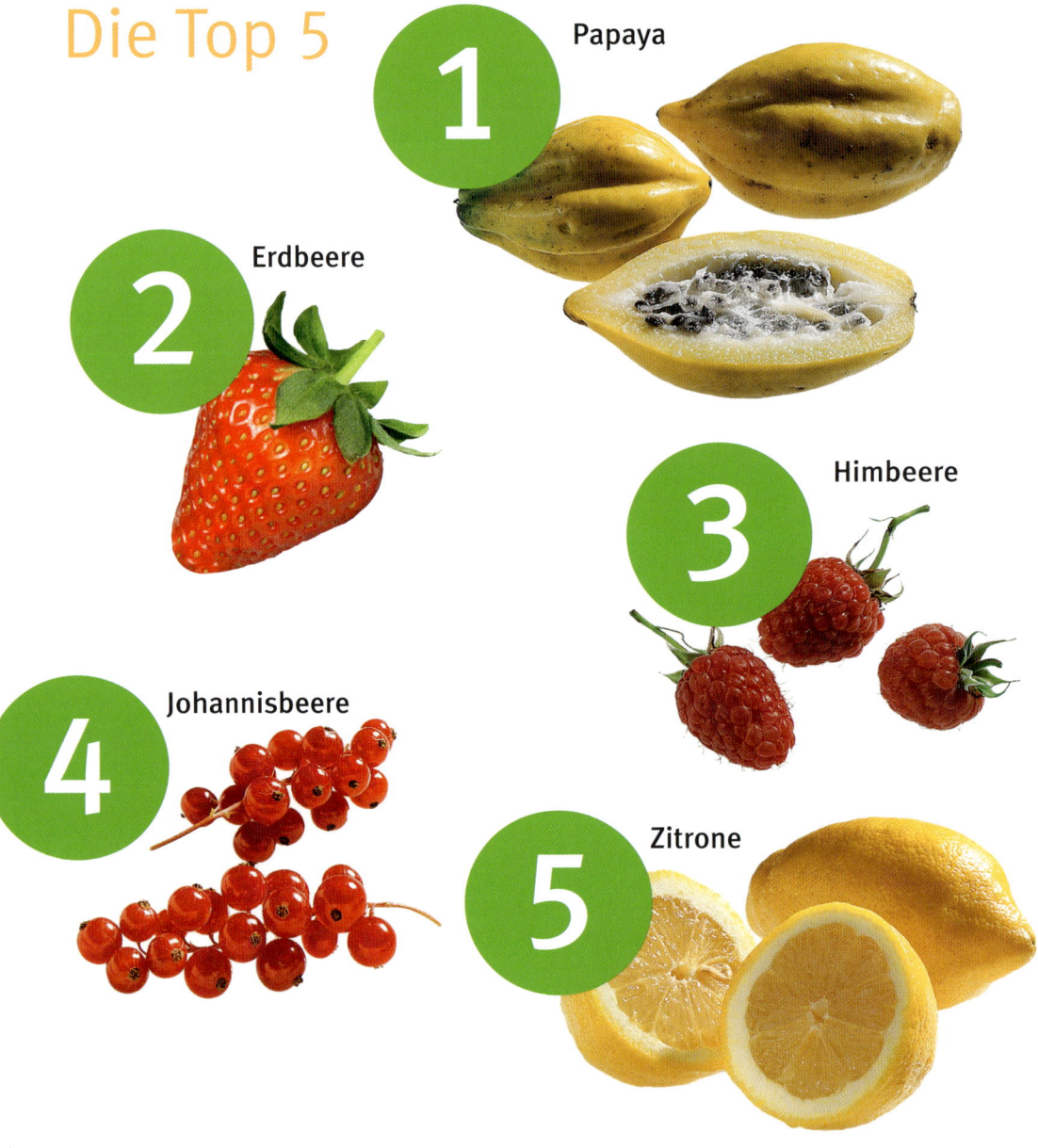

1 Papaya

2 Erdbeere

3 Himbeere

4 Johannisbeere

5 Zitrone

A

NAHRUNGSMITTEL	MENGE	BILANZ +/-
Acerolakirschen	1 Handvoll	−
Ananas	1 Handvoll	0
Apfel	1 Stück	0
Aprikose, Dose	1 Handvoll	0
Aprikose	1 Handvoll	−
Aprikose, getrocknet	10 Stück	+

B

NAHRUNGSMITTEL	MENGE	BILANZ +/-
Banane	1 Stück	+
Birne	1 Stück	0
Birne, getrocknet	10 Stück	+
Brombeere	1 Handvoll	−

C

NAHRUNGSMITTEL	MENGE	BILANZ +/-
Clementine	1 Handvoll	−
Cocktailkirsche	1 Handvoll	+

D

NAHRUNGSMITTEL	MENGE	BILANZ +/-
Dattel	10 Stück	+
Dattel, getrocknet	10 Stück	+
Dörrobst gemischt	10 Stück	+
Drachenfrucht	1 Stück	0

E

NAHRUNGSMITTEL	MENGE	BILANZ +/-
Ebereschenfrucht	1 Handvoll	+
Erdbeere	1 Handvoll	−

F

NAHRUNGSMITTEL	MENGE	BILANZ +/-
Feige	1 Handvoll	0
Feige, getrocknet	10 Stück	+

G

NAHRUNGSMITTEL	MENGE	BILANZ +/-
Granatapfel	1 Handvoll	0
Grapefruit	1 Handvoll	−
Guave	1 Handvoll	−
Guave (Dose, mit Sirup)	1 Handvoll	0

H

NAHRUNGSMITTEL	MENGE	BILANZ +/-
Hagebutte, Fleisch und Schale	1 kl. Handvoll	+
Hagebutte, Konfitüre	Belag für 2 Brote	+
Heidelbeere	1 Handvoll	−
Himbeere	1 Handvoll	−
Holunderbeere	1 Handvoll	−
Honigmelone	1 Handvoll	0

Die **Tabellen**

I

NAHRUNGSMITTEL	MENGE	BILANZ +/-
Ingwer	1 Stück	0
Ingwer, kandiert	1 Handvoll	**+**

J

NAHRUNGSMITTEL	MENGE	BILANZ +/-
Johannisbeere, rot, schwarz und weiß	1 Handvoll	**−**

K

NAHRUNGSMITTEL	MENGE	BILANZ +/-
Kaki	1 Handvoll	0
Kirsche, sauer	1 Handvoll	0
Kirsche, süß	1 Handvoll	0
Kiwi	1 Handvoll	**−**
Korinthe, schwarz und rot (getrocknet)	1 kl. Handvoll	**+**
Kumquat	1 Handvoll	0

L

NAHRUNGSMITTEL	MENGE	BILANZ +/-
Limette	1 Handvoll	**−**
Litschi	1 Handvoll	0
Loganbeere	1 Handvoll	0
Loganbeere (Dose)	1 kl. Handvoll	**+**

M

NAHRUNGSMITTEL	MENGE	BILANZ +/-
Mandarine	1 Handvoll	**−**
Mango	1 Handvoll	0
Maulbeere	1 Handvoll	**−**
Melone, grün	1 Handvoll	**−**
Mirabelle	1 Handvoll	0
Moosbeere, roh	1 Handvoll	**−**

N

NAHRUNGSMITTEL	MENGE	BILANZ +/-
Nektarine	1 Handvoll	0

O

NAHRUNGSMITTEL	MENGE	BILANZ +/-
Obstsalat	1 Schälchen	0
Orange	1 Handvoll	**−**

P

NAHRUNGSMITTEL	MENGE	BILANZ +/-
Pampelmuse	1 Handvoll	**−**
Papaya	1 Handvoll	**−**
Passionsfrucht	1 Handvoll	0
Pfirsich	1 Handvoll	**−**
Pfirsich, getrocknet	10 Stück	**+**
Pflaume	1 Handvoll	**−**
Pflaume, getrocknet	10 Stück	**+**
Pflaumenmus	Belag für 2 Brote	**+**
Physalis	1 Handvoll	0
Preiselbeere	1 Handvoll	**−**
Preiselbeersauce	1 Kelle	**+**

Q

NAHRUNGSMITTEL	MENGE	BILANZ +/-
Quitte	1 Handvoll	−

R

NAHRUNGSMITTEL	MENGE	BILANZ +/-
Reineclaude	1 Handvoll	0
Rosinen	1 kl. Hand-voll	+

S

NAHRUNGSMITTEL	MENGE	BILANZ +/-
Sanddornbeere	1 Handvoll	+
Sauerkirsche	1 Handvoll	0
Stachelbeere	1 Handvoll	−
Sultanine	1 kl. Hand-voll	+

T

NAHRUNGSMITTEL	MENGE	BILANZ +/-
Trockenpflaume	10 Stück	+

W

NAHRUNGSMITTEL	MENGE	BILANZ +/-
Wassermelone	1 Handvoll	−
Weintraube	1 Handvoll	0

Z

NAHRUNGSMITTEL	MENGE	BILANZ +/-
Zitrone	1 Handvoll	−
Zwetschge	1 Handvoll	−

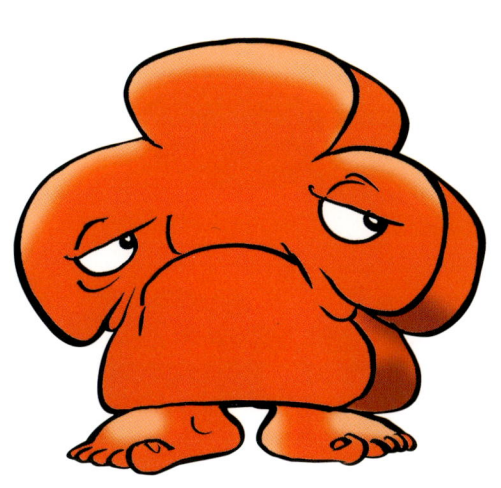
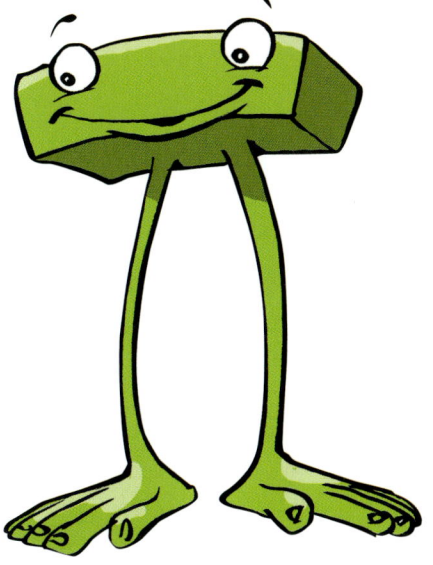

Gemüse, Pilze & Hülsenfrüchte

Die Top 5

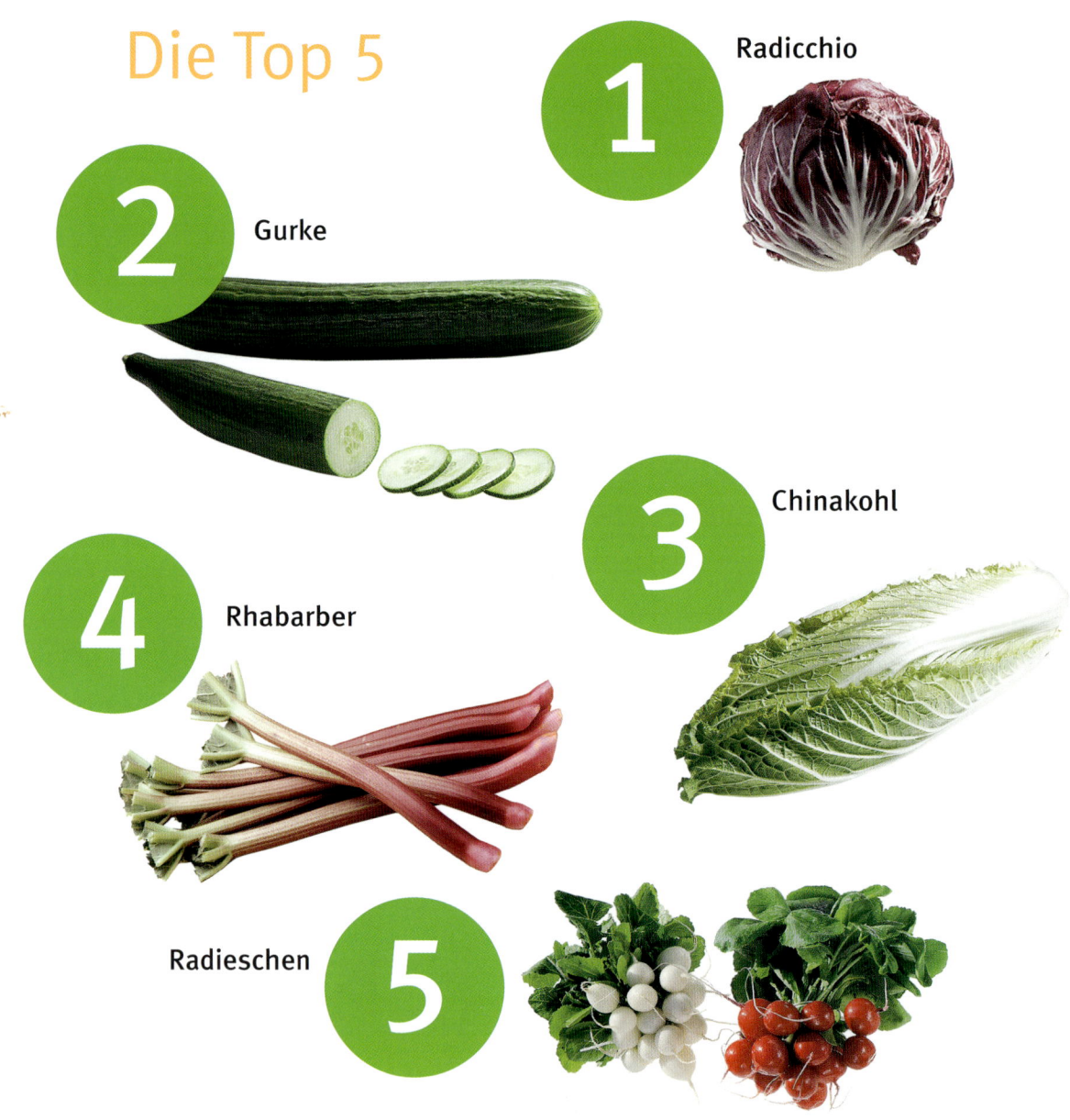

1 Radicchio

2 Gurke

3 Chinakohl

4 Rhabarber

5 Radieschen

A

NAHRUNGSMITTEL	MENGE	BILANZ +/-
Artischocke	1 Handvoll	−
Aubergine	1 Stück	−
Austernpilz	1 Handvoll	−
Avocado	1 Stück	+

B

NAHRUNGSMITTEL	MENGE	BILANZ +/-
Bambussprossen	1 Handvoll	−
Birkenpilz	1 Handvoll	−
Blattspinat	1 Handvoll	−
Blaukraut	1 Handvoll	−
Blumenkohl	1 Handvoll	−
Bohnen, grün	1 Handvoll	−
Bohnen, rot	1 Handvoll	0
Bohnen, weiß	1 Handvoll	0
Bratkartoffeln	1 Handvoll	++
Brokkoli	1 Handvoll	−
Brunnenkresse	1 Handvoll	−
Buttergemüse	1 Handvoll	0
Butterpilz	1 Handvoll	−

C

NAHRUNGSMITTEL	MENGE	BILANZ +/-
Champignon	1 Handvoll	−
Chicorée	1 Handvoll	−
Chinakohl	1 Handvoll	−

D

NAHRUNGSMITTEL	MENGE	BILANZ +/-
Dill	1 Handvoll	−

E

NAHRUNGSMITTEL	MENGE	BILANZ +/-
Eisbergsalat	1 Handvoll	−
Endiviensalat	1 Handvoll	−
Erbsen, grün	1 Handvoll	−

F

NAHRUNGSMITTEL	MENGE	BILANZ +/-
Feldsalat	1 Handvoll	−
Fenchel	1 Handvoll	−
Frühlingszwiebel	1 Handvoll	−

G

NAHRUNGSMITTEL	MENGE	BILANZ +/-
Gartenkresse	1 Handvoll	−
Gemüsepfanne	1 Handvoll	−
Gewürzgurke	5 Stück	−
Grünkohl	1 Handvoll	−
Grüne Bohnen	1 Handvoll	−
Gurke	½ Stück	−

H

NAHRUNGSMITTEL	MENGE	BILANZ +/-
Hallimasch	1 Handvoll	−
Hülsenfrüchte	1 Handvoll	−

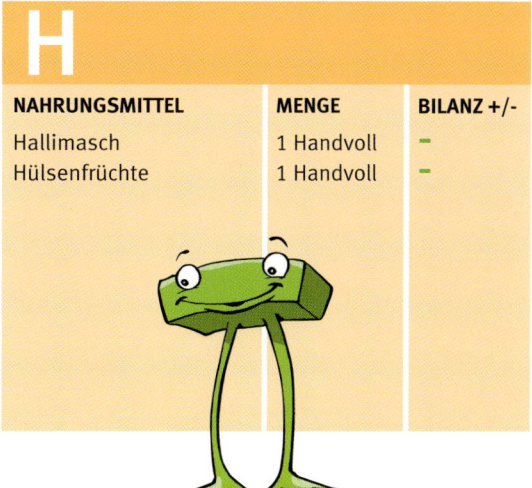

K

NAHRUNGSMITTEL	MENGE	BILANZ +/-
Kapern	1 Handvoll	−
Karotte	1 Handvoll	−
Kartoffel	1 Handvoll	0
Kartoffelauflauf	1 Handvoll	++
Kartoffelbrei, ohne Milch	1 Schälchen	0
Kartoffelbrei, mit Milch	1 Schälchen	+
Kartoffelchips	1 Handvoll	++
Kartoffelgratin	1 Handvoll	++
Kartoffelklöße	1 Stück	+
Kartoffelkroketten	1 Handvoll	++
Kartoffelpuffer	2 Stück	++
Kartoffelsalat	1 Schälchen	++
Kartoffelsuppe	1 Schälchen	0
Kichererbsen	1 Handvoll	0
Kidneybohnen	1 Handvoll	0
Knoblauch	1 Handvoll	−
Knollensellerie	1 Handvoll	−
Kohl	1 Handvoll	−
Kohlrabi	1 Handvoll	−
Kohlrübe	1 Handvoll	−
Kopfsalat	1 Handvoll	−
Kresse	1 Handvoll	−
Kroketten	1 Handvoll	++
Kürbis	1 Handvoll	−

L

NAHRUNGSMITTEL	MENGE	BILANZ +/-
Lauch (Porree)	1 Handvoll	−
Limabohnen	1 Handvoll	0
Linsen	1 Handvoll	0
Löwenzahnblätter	1 Handvoll	−

M

NAHRUNGSMITTEL	MENGE	BILANZ +/-
Mais	1 Handvoll	0
Mangold	1 Handvoll	−
Meerrettich	1 Handvoll	−
Möhre	1 Handvoll	−
Mungobohnen	1 Handvoll	0

O

NAHRUNGSMITTEL	MENGE	BILANZ +/-
Olive	1 Handvoll	+

P

NAHRUNGSMITTEL	MENGE	BILANZ +/-
Paprika	1 Handvoll	−
Peperoni	1 Handvoll	−
Petersilie	1 Handvoll	−
Pfifferling	1 Handvoll	−
Pilz	1 Handvoll	−
Pommes frites	1 Handvoll	++

R

NAHRUNGSMITTEL	MENGE	BILANZ +/-
Radicchio	1 Handvoll	−
Radieschen	1 Handvoll	−
Rahmspinat	1 Handvoll	0
Rettich	1 Handvoll	−
Rhabarber	1 Handvoll	−
Rosenkohl	1 Handvoll	−
Rote Bete	1 Handvoll	−
Rotkraut/-kohl	1 Handvoll	−
Rucola (Rauke)	1 Handvoll	−

S

NAHRUNGSMITTEL	MENGE	BILANZ +/-
Saubohnen	1 Handvoll	0
Sauerampfer	1 Handvoll	−
Sauerkraut	1 Handvoll	−
Schalotte	1 Handvoll	−
Schnittlauch	1 Handvoll	−
Schwarzwurzel	1 Handvoll	−
Sellerie	1 Handvoll	−
Senfgurke	1 Handvoll	−
Shiitake-Pilz	1 Handvoll	−
Silberzwiebel	1 Handvoll	−
Sojabohnen	1 Handvoll	0
Sojabohnensprossen	1 Handvoll	−
Sojafleisch	1 Handvoll	0
Sonnenblumenkerne	1 Handvoll	+
Spargel	1 Handvoll	−
Spinat, Blatt-	1 Handvoll	−
Spinat, Rahm-	1 Handvoll	0
Spitzkohl	1 Handvoll	−
Staudensellerie	1 Handvoll	−
Steckrübe	1 Handvoll	−
Steinpilz	1 Handvoll	−
Süßkartoffel (Batate)	1 Handvoll	0

T

NAHRUNGSMITTEL	MENGE	BILANZ +/-
Tofu	½ Packung	0
Tofuaufstrich	Belag für 2 Brote	0
Tomate	1 Handvoll	−
Tomatenmark	3 EL	0

W

NAHRUNGSMITTEL	MENGE	BILANZ +/-
Weiße Bohnen	1 Handvoll	0
Weißkraut	1 Handvoll	−
Wirsing	1 Handvoll	−

Z

NAHRUNGSMITTEL	MENGE	BILANZ +/-
Zucchini	1 Handvoll	−
Zuckermais	1 Handvoll	0
Zwiebel	1 Handvoll	−

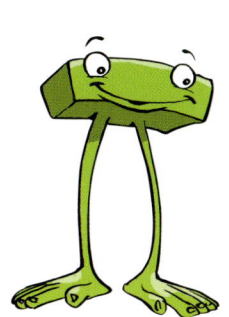
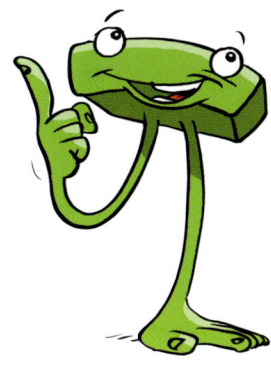
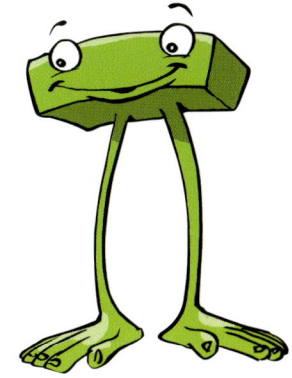

Milch, Milch-produkte & Käse

Die Top 5

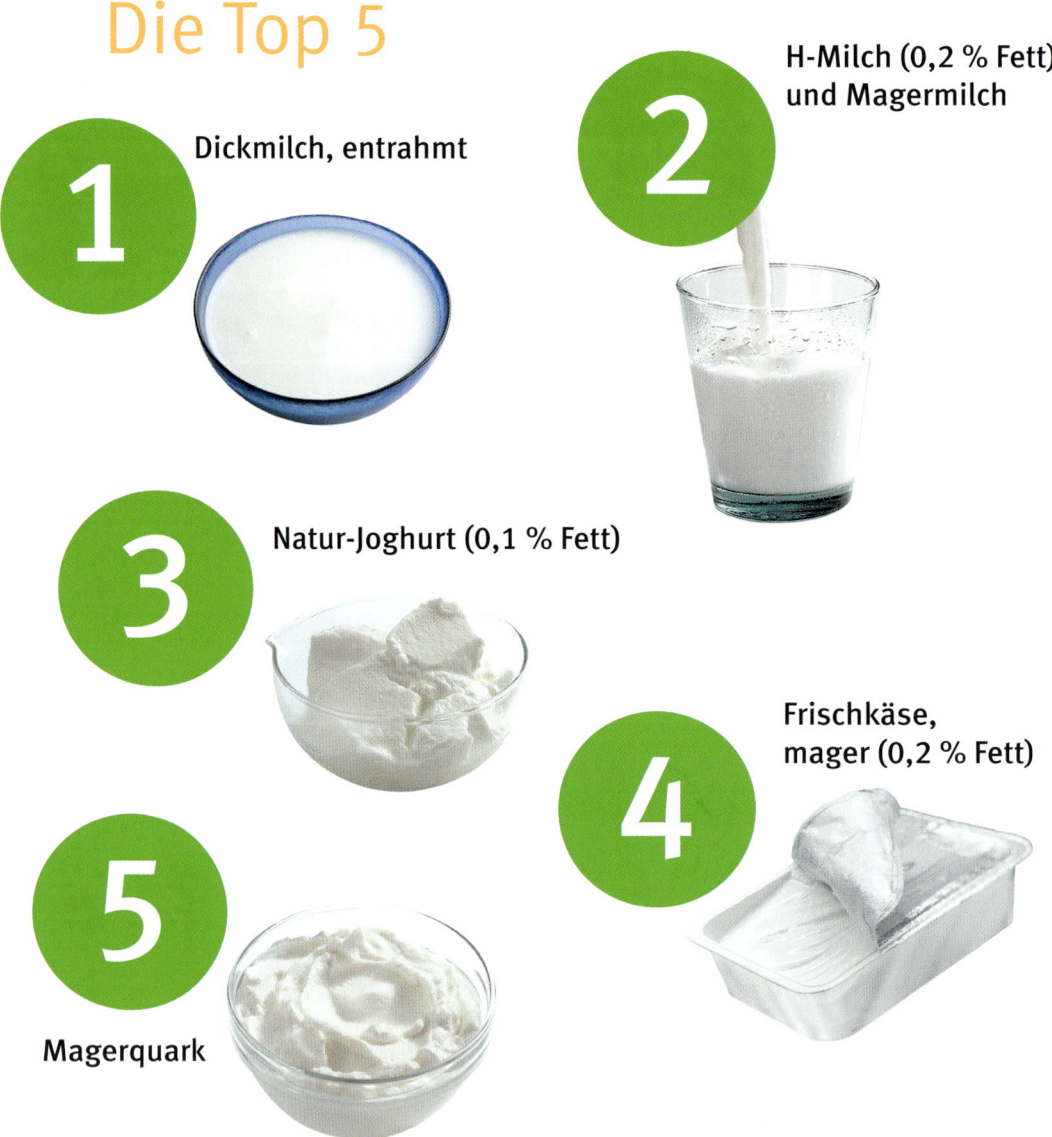

1 Dickmilch, entrahmt

2 H-Milch (0,2 % Fett) und Magermilch

3 Natur-Joghurt (0,1 % Fett)

4 Frischkäse, mager (0,2 % Fett)

5 Magerquark

A

NAHRUNGSMITTEL	MENGE	BILANZ +/-
Appenzeller Käse	5 Scheiben	+

B

NAHRUNGSMITTEL	MENGE	BILANZ +/-
Back-Camembert	1 Stück	++
Bergkäse	5 Scheiben	+
Blauschimmelkäse	Belag für 2 Brote	+
Brie	1 Handvoll	+
Butter	2 EL	+
Butterkäse	5 Scheiben	+
Buttermilch	1 Glas	0

C

NAHRUNGSMITTEL	MENGE	BILANZ +/-
Cambozola	Belag für 2 Brote	+
Camembert, 30–60% Fett i. Tr.	Belag für 2 Brote	+
Cheddarkäse, 50 % Fett i. Tr.	5 Scheiben	+
Crème fraîche	2 EL	+

D

NAHRUNGSMITTEL	MENGE	BILANZ +/-
Dickmilch, entrahmt	1 Glas	0
Doppelrahmfrischkäse	Belag für 2 Brote	+
Dosenmilch, 10 % Fett	½ Glas	+

E

NAHRUNGSMITTEL	MENGE	BILANZ +/-
Edamer	5 Scheiben	+
Edelpilzkäse	Belag für 2 Brote	+
Emmentaler	5 Scheiben	+

F

NAHRUNGSMITTEL	MENGE	BILANZ +/-
Feta	½ Pck.	+
Frischkäse	Belag für 2 Brote	+
Frischkäse, mager (0,2 % Fett)	Belag für 2 Brote	0
Fruchtjoghurt, gesüßt	1 kl. Becher	+

G

NAHRUNGSMITTEL	MENGE	BILANZ +/-
Gorgonzola	Belag für zwei Brote	+
Gouda	5 Scheiben	+
Greyerzer	5 Scheiben	+

H

NAHRUNGSMITTEL	MENGE	BILANZ +/-
Hartkäse	5 Scheiben	+
Harzer Käse/Handkäse	Belag für 2 Brote	0
H-Milch, 3,5 % Fett	1 Glas	+
H-Milch, 1,5 % Fett	1 Glas	0
H-Milch, 0,1 % Fett	1 Glas	0
Hüttenkäse	2 EL	0

Alle fettreduzierten Milchprodukte in der Regel 0.

J

NAHRUNGSMITTEL	MENGE	BILANZ +/-
Joghurt natur, Magerstufe/fettarm	1 kl. Becher	0
Joghurt natur, 3,5 % Fett	1 kl. Becher	+
Joghurt, Sahne-, 10 % Fett, gezuckert	1 kl. Becher	++
Joghurt gezuckert, mager	1 kl. Becher	+
Joghurt gezuckert, 3,5 %	1 kl. Becher	++
Joghurt, Frucht-, mager	1 kl. Becher	+
Joghurt, Frucht-, 3,5 %	1 kl. Becher	++

K

NAHRUNGSMITTEL	MENGE	BILANZ +/-
Käse (siehe auch einzelne Sorten)	5 Scheiben	+
Käsefondue	1 Kelle	+
Kakaotrunk aus Magermilch	1 Glas	+
Kefir, fettarm	1 Glas	0
Kefir, Vollmilch/Sahne	1 Glas	+
Körniger Frischkäse	2 EL	0
Kondensmilch, 4–15 % Fett	½ Glas	+
Kräuterfrischkäse	Belag für 2 Brote	+
Kräuterquark	Belag für 2 Brote	+

L

NAHRUNGSMITTEL	MENGE	BILANZ +/-
Leerdamer, 28–45 % Fett i. Tr.	5 Scheiben	+
Limburger Käse, 20–40 % Fett i. Tr.	5 Scheiben	+

M

NAHRUNGSMITTEL	MENGE	BILANZ +/-
Maasdamer	5 Scheiben	+
Magermilch	1 Glas	+
Magermilchjoghurt	1 kl. Becher	0
Magerquark	2 EL	0
Mascarpone	2 EL	+
Milch, 3,5–3,8 % Fett	1 Glas	+
Milch, 0,2–1,5 % Fett	1 Glas	0
Milchpudding	1 Schälchen	+
Milchpulver	5 EL	0
Milchreis	1 Schälchen	+
Molke	1 Glas	0
Molkedrink	1 Glas	0
Mozzarella	½ Pck.	+
Münsterkäse	5 Scheiben	+

O

NAHRUNGSMITTEL	MENGE	BILANZ +/-
Obatzter	Belag für 2 Brote	+

P

NAHRUNGSMITTEL	MENGE	BILANZ +/-
Parmesan	2 EL	+
Pecorino	2 EL	+
Pudding (mit Milch)	1 Schälchen	+

Q

NAHRUNGSMITTEL	MENGE	BILANZ +/-
Quark, 20–40 % Fett	2 EL	+
Quark, mager	2 EL	0

R

NAHRUNGSMITTEL	MENGE	BILANZ +/-
Raclettekäse	5 Scheiben	+
Ricotta	2 EL	+
Romadur, 20–50 % Fett i. Tr.	5 Scheiben	+
Roquefort	Belag für 2 Brote	+

S

NAHRUNGSMITTEL	MENGE	BILANZ +/-
Sahne, 10–30 % Fett	1/2 Glas (100 ml)	+
Sahnepudding	1 Schälchen	++
Sauermilch	1 Glas	+
Sauerrahm, 10–20 % Fett	½ Glas	+
Saure Sahne	½ Glas	+
Schafskäse	½ Pck.	+
Schimmelpilzkäse, 50 % Fett i. Tr.	Belag für zwei Brote	+
Schlagsahne	½ Glas	++
Schmand	½ Glas	+
Schmelzkäse	5 Scheiben	+
Sojamilch	1 Glas	0
Speisequark, mager	2 EL	0

T

NAHRUNGSMITTEL	MENGE	BILANZ +/-
Tête de moine	Belag für 2 Brote	+
Tilsiter, 30–45 % Fett i. Tr.	5 Scheiben	+

V

NAHRUNGSMITTEL	MENGE	BILANZ +/-
Vanillepudding	1 Schälchen	+
Vollmilch, 3,5 % Fett	1 Glas	+

W

NAHRUNGSMITTEL	MENGE	BILANZ +/-
Weichkäse, 30 % Fett i. Tr.	Belag für 2 Brote	+
Weißschimmelkäse	Belag für 2 Brote	+

Z

NAHRUNGSMITTEL	MENGE	BILANZ +/-
Ziegenkäse	Belag für 2 Brote	+
Ziegenmilch	1 Glas	+

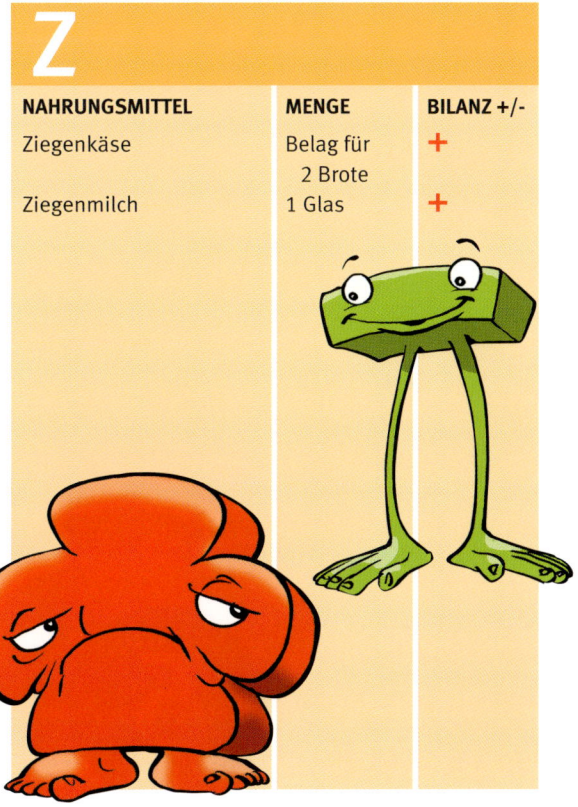

Fisch & Meeresfrüchte

Die Top 5

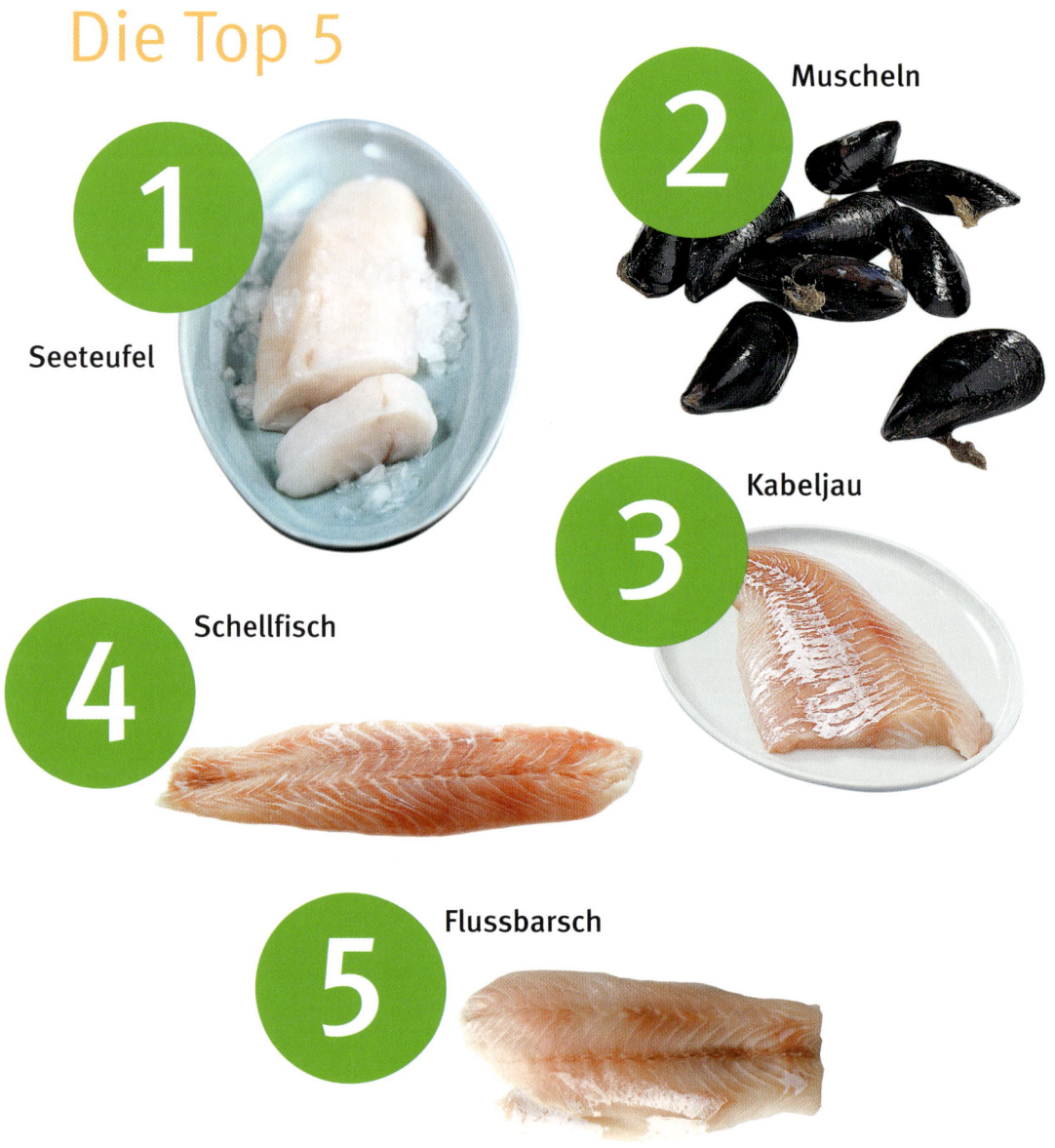

1 Seeteufel

2 Muscheln

3 Kabeljau

4 Schellfisch

5 Flussbarsch

A/B

NAHRUNGSMITTEL	MENGE	BILANZ +/-
Aal	100 g	+
Barsch	250 g	0
Brathering	100 g	+

C

NAHRUNGSMITTEL	MENGE	BILANZ +/-
Calamares, im Teigmantel gebacken	1 Handvoll	++
Calamares, gegrillt	1 Handvoll	0

F

NAHRUNGSMITTEL	MENGE	BILANZ +/-
Fischstäbchen	100 g	++
Forelle	250 g	0
Flussbarsch	250 g	0

H

NAHRUNGSMITTEL	MENGE	BILANZ +/-
Garnelen	1 Handvoll	0
Hecht	250 g	0
Hering	100 g	+
Hummer	250 g	0

K

NAHRUNGSMITTEL	MENGE	BILANZ +/-
Kabeljau	250 g	0
Karpfen	250 g	+

L/M

NAHRUNGSMITTEL	MENGE	BILANZ +/-
Lachs	100 g	+
Makrele	100 g	++
Matjes	100 g	++
Muscheln	250 g	0

O/R

NAHRUNGSMITTEL	MENGE	BILANZ +/-
Ölsardinen	4 Stück	+
Rotbarsch	100 g	0
Räucherforelle	250 g	0
Räucherlachs	250 g	0

S

NAHRUNGSMITTEL	MENGE	BILANZ +/-
Sardellen/Sardine	250 g	0
Scampi/Shrimps	1 Handvoll	0
Schillerlocke	100 g	+
Schlemmerfilet	100 g	++
Schellfisch	250 g	0
Scholle	250 g	0
Seelachs	250 g	0
Seeteufel (Lotte)	250 g	0
Seezunge	250 g	0

T/Z

NAHRUNGSMITTEL	MENGE	BILANZ +/-
Thunfisch	100 g	+
Thunfisch in Öl (Dose)	⅓ Dose	+
Wildlachs	100 g	0
Zander	250 g	0

Fleisch, Geflügel & Eier

Die Top 5

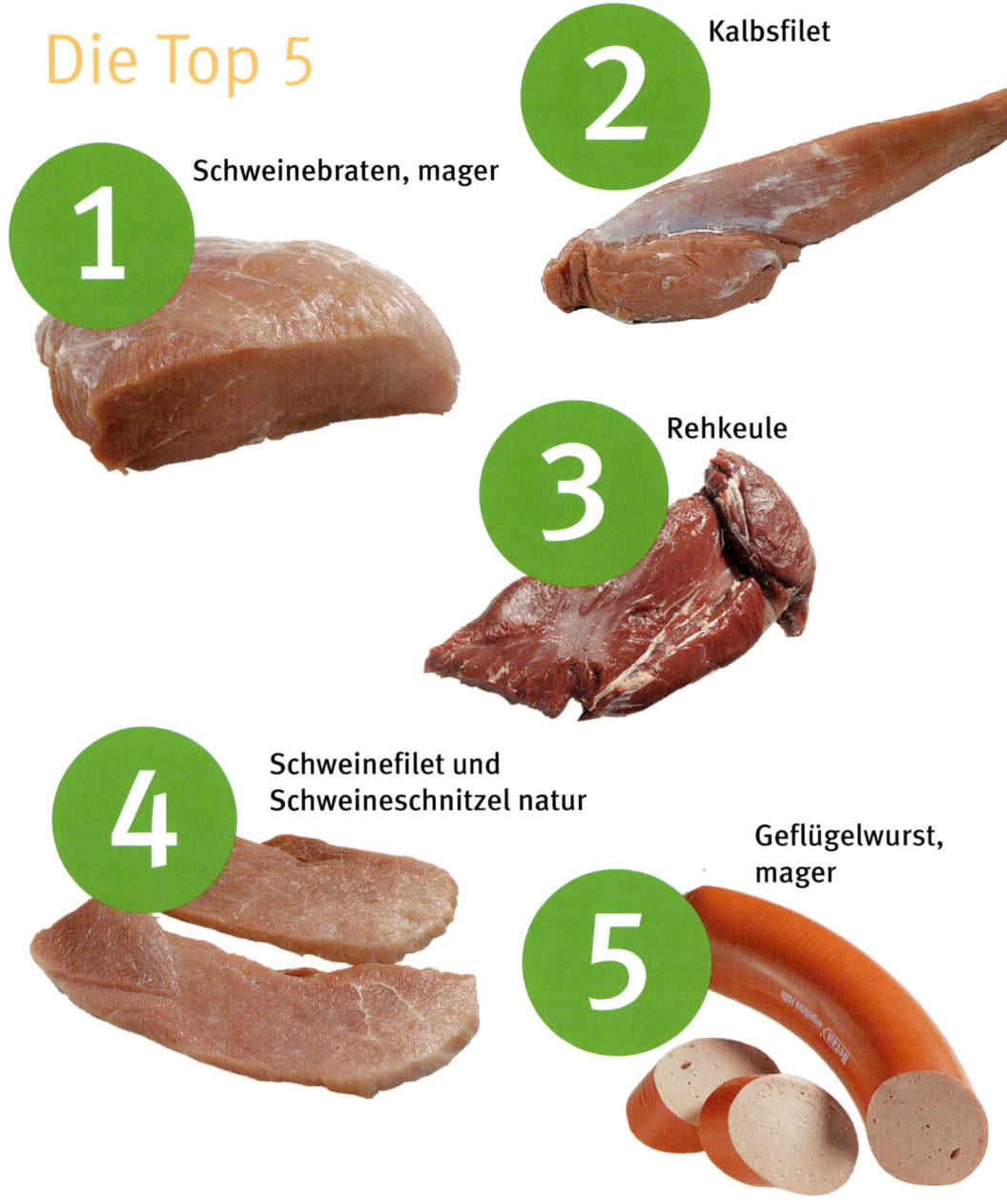

1 Schweinebraten, mager

2 Kalbsfilet

3 Rehkeule

4 Schweinefilet und Schweineschnitzel natur

5 Geflügelwurst, mager

B

NAHRUNGSMITTEL	MENGE	BILANZ +/-
Bacon	100 g	+
Bierschinken	5 Scheiben	+
Bierwurst	5 Scheiben	+
Blutwurst (Rotwurst)	1 Stück	+
Bockwurst	1 Stück	+
Brathähnchen, mit Haut	100 g	+
Brathähnchen, ohne Haut	250 g	0
Bratwurst	1 Stück	+
Bündnerfleisch	5 Scheiben	0

C

NAHRUNGSMITTEL	MENGE	BILANZ +/-
Cervelatwurst	5 Scheiben	+
Cevapcici	1 Stück	+
Chicken Wings	100 g	++
Corned beef	5 Scheiben	+
Currywurst	1 Stück	+

D

NAHRUNGSMITTEL	MENGE	BILANZ +/-
Debrecziner	1 Stück	+
Dosenwürstchen	1 Stück	+

E

NAHRUNGSMITTEL	MENGE	BILANZ +/-
Ei	2 Stück	+
Ente, mit Haut	100 g	+
Ente, ohne Haut	250 g	0

F

NAHRUNGSMITTEL	MENGE	BILANZ +/-
Fleisch, mager	250 g	0
Fleisch, fettig	100 g	+
Fleisch, paniert	100 g	++
Fleischkäse	100 g	+
Fleischsalat	1 Schälchen	++
Fleischwurst	100 g	+
Foie gras	250 g	0
Frankfurter Würstchen	1 Stück	+
Frikadelle	1 Stück	+
Frühstücksspeck	5 Scheiben	+

G

NAHRUNGSMITTEL	MENGE	BILANZ +/-
Gans	100 g	+
Gänseleber	250 g	0
Gänseleberpastete	100 g	+
Gänseschmalz	1 EL	+
Geflügelbratwurst	1 Stück	0
Geflügelfleischkäse	100 g	+
Geflügelfrikadelle	1 Stück	+
Geflügelleberwurst	Belag für zwei Brote	+
Geflügelmortadella	5 Scheiben	0
Geflügelwurst, mager	5 Scheiben	0
Gelbwurst	5 Scheiben	+
Geschnetzeltes	250 g	0
Grillhaxe	100 g	+
Gulasch	250 g	++
Gyros (Fleisch)	250 g	+

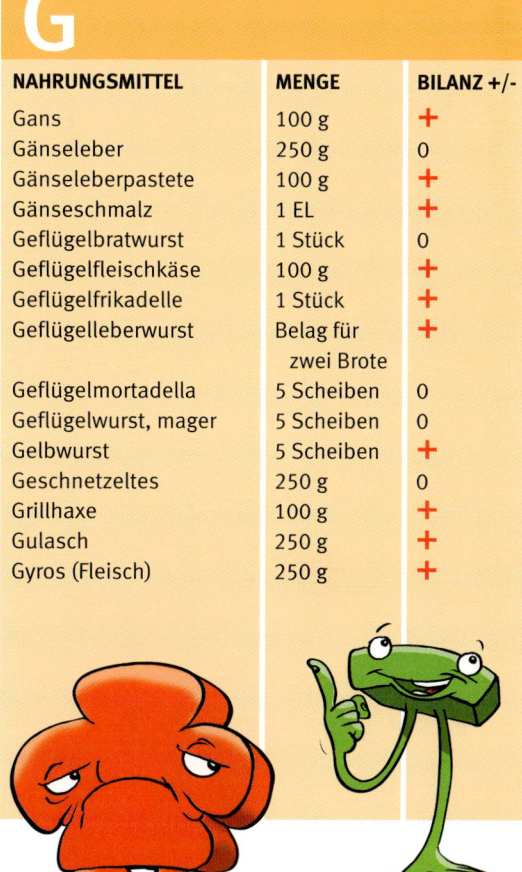

H

NAHRUNGSMITTEL	MENGE	BILANZ +/-
Hackbällchen	1 Stück	+
Hackfleisch, gemischt	100 g	+
Hackfleisch, Rind	100 g	+
Hacksteaks	100 g	+
Hähnchen, mit Haut	100 g	+
Hähnchen, ohne Haut	250 g	0
Hähnchen, paniert	100 g	++
Hase	250 g	0
Hirsch	250 g	0
Hirschbraten	250 g	0
Hirschgulasch	250 g	0
Hot Dog	1 Stück	++
Huhn, mit Haut	100 g	+
Huhn, ohne Haut	250 g	0

K

NAHRUNGSMITTEL	MENGE	BILANZ +/-
Kalbfleisch (Bauch, Brust, Flanke)	100 g	+
Kalbfleisch	250 g	0
Kalbsbratwurst	1 Stück	+
Kalbsleberwurst	Belag für 2 Brote	+
Kaninchen	100 g	+
Kasseler	100 g	+
Knackwurst	1 Stück	+
Kochschinken	3 Scheiben	0
Kohlrouladen	1 Stück	+
Königsberger Klopse	1 Stück	+
Krakauer	1 Stück	+
Kutteln	250 g	+

L

NAHRUNGSMITTEL	MENGE	BILANZ +/-
Lachsschinken	3 Scheiben	0
Lammfleisch	100 g	+
Lammfleisch (Filet, Hals, Leber, Nacken)	250 g	0
Landjäger	50 g	+
Leberkäse	100 g	+
Leberpastete	100 g	+
Leberwurst	Belag für 2 Brote	+
Lyoner	5 Scheiben	+

M/N

NAHRUNGSMITTEL	MENGE	BILANZ +/-
Mett	100 g	+
Mettwurst	3 Scheiben	+
Mortadella	5 Scheiben	+
Münchner Weißwurst	2 Stück	+
Nürnberger Röstbratwurst	1 Stück	+

P

NAHRUNGSMITTEL	MENGE	BILANZ +/-
Parmaschinken, ohne sichtbares Fett	5 Scheiben	0
Pferdefleisch	250 g	0
Poularde, ohne Haut	250 g	0
Pressack	100 g	+
Pute	100 g	0
Putenbrust	250 g	0
Putenleberwurst	Belag für 2 Brote	+
Putensalami	5 Scheiben	+
Putenschnitzel, paniert	100 g	++
Putenschnitzel, unpaniert	250 g	0

R

NAHRUNGSMITTEL	MENGE	BILANZ +/-
Reh	250 g	0
Rindfleisch (Blume, Bug, Filet, Hals, Kamm, Keule, Leber, Lende, Oberschale, Rostbraten, Roulade, Schulter, Tafelspitz)	250 g	0
Rindfleisch (Brust, Rippe, Schwanz)	250 g	0
Rindertatar	250 g	0
Roastbeef	250 g	+
Röstbratwurst	1 Stück	+
Rumpsteak	250 g	0

S

NAHRUNGSMITTEL	MENGE	BILANZ +/-
Salami	5 Scheiben	+
Sauerbraten	250 g	0
Schaschlik	1 Stück	0
Schinken, mit Fettrand	5 Scheiben	+
Schinken, ohne Fettrand	5 Scheiben	0
Schinkenspeck	100 g	+
Schnitzel, mager, paniert	100 g	++
Schnitzel, mager, unpaniert	250 g	0
Schweinebauch	100 g	+
Schweinebraten, mager	250 g	0
Schweinebraten, mit Kruste/Speck	100 g	+
Schweinefilet	250 g	0
Schweinefleisch	100 g	+
Schweinefleisch (Schlegel/Keule)	100 g	0
Schweinekotelett	100 g	+
Schweinshaxe	100 g	+
Schweinswürstchen	1 Stück	+
Speck, durchwachsen	1 EL	+

T

NAHRUNGSMITTEL	MENGE	BILANZ +/-
Tatar (Rindfleisch)	250 g	0
Taube	100 g	0
Teewurst	Belag für 2 Brote	+
Thüringer Blutwurst	1 Stück	+
Thüringer Rostbratwurst	1 Stück	+
Truthahn	100 g	0
Truthahn-Bierschinken	5 Scheiben	0
Truthahn-Bratwurst	1 Stück	+
Truthahn-Fleischwurst	1 Stück	+
Truthahn-Knacker	1 Stück	+
Truthahn-Krakauer	1 Stück	+
Truthahn-Landleberwurst	1 Stück	+
Truthahn-Leberkäse	100 g	+
Truthahn-Leberpastete	100 g	+
Truthahn-Mortadella	100 g	+
Truthahn-Salami	3 Scheiben	+
Truthahn-Schinken-pastete	100 g	+
Truthahn-Wiener	1 Stück	+

W

NAHRUNGSMITTEL	MENGE	BILANZ +/-
Wachtel	250 g	0
Weißwurst	2 Stück	+
Wiener Würstchen	2 Stück	+
Wildente	100 g	+
Wildschwein	100 g	0

Z

NAHRUNGSMITTEL	MENGE	BILANZ +/-
Ziegenfleisch	100 g	+
Zwiebelwurst	100 g	+

Fette, Samen, Nüsse & Saucen

Die Top 5

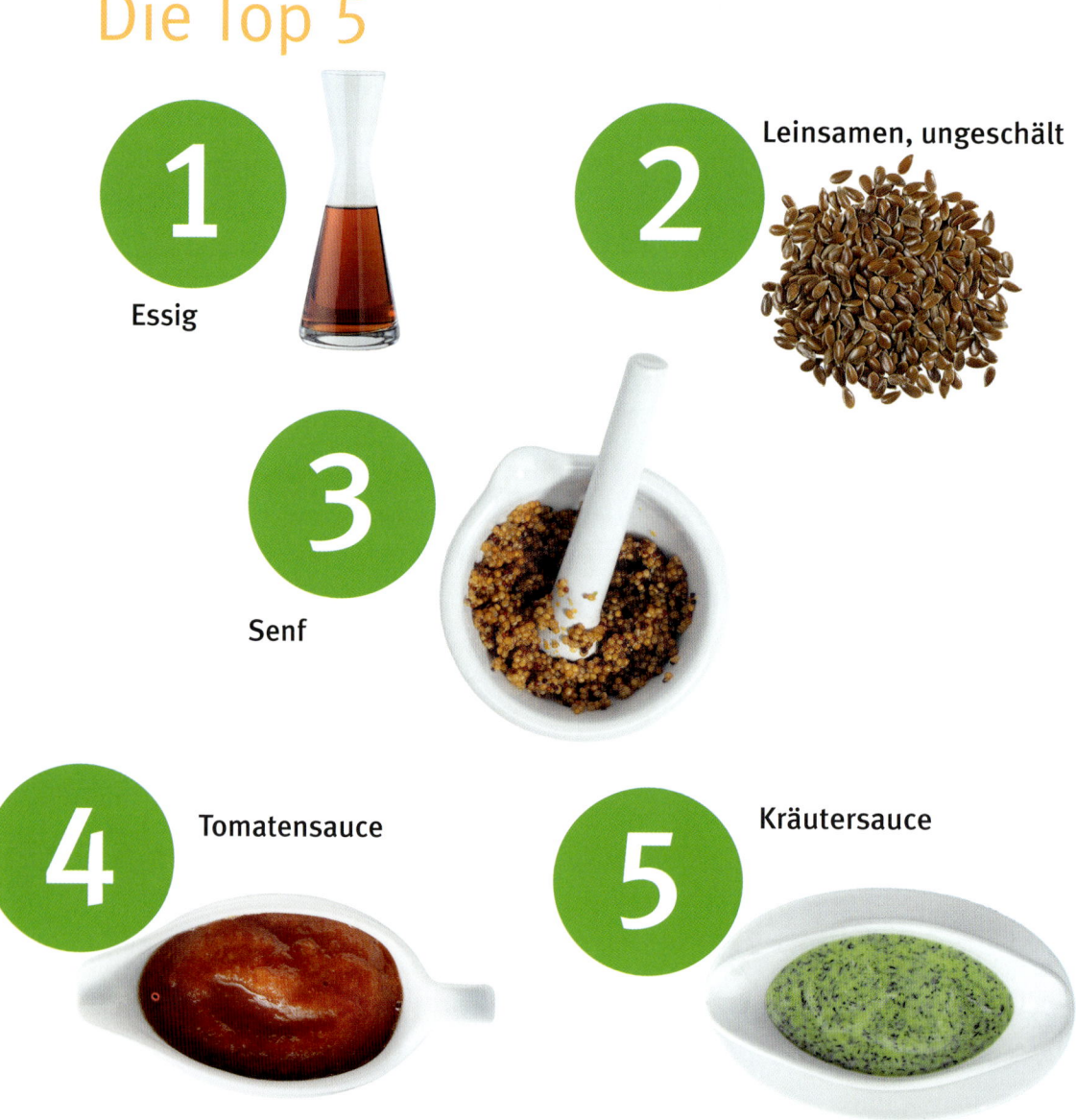

1 Essig

2 Leinsamen, ungeschält

3 Senf

4 Tomatensauce

5 Kräutersauce

A/B

NAHRUNGSMITTEL	MENGE	BILANZ +/-
Barbecue-Sauce	½ Glas	+
Butter	2 EL	+
Butterschmalz	2 EL	+

C/D

NAHRUNGSMITTEL	MENGE	BILANZ +/-
Cashewkerne	1 Handvoll	+
Cocktailsauce	½ Glas	+
Curryketchup	½ Glas	+
Currysauce	½ Glas	+

E/F

NAHRUNGSMITTEL	MENGE	BILANZ +/-
Erdnüsse	1 Handvoll	+
Erdnussbutter	Belag für 2 Brote	+
Essig	2 EL	0
French Dressing	½ Glas	+

H/K

NAHRUNGSMITTEL	MENGE	BILANZ +/-
Haselnüsse	1 Handvoll	+
Kastanie (Esskastanie)	1 Handvoll	+
Ketchup	½ Glas	+
Kokosfett	1 Glas	+
Kokosmilch	1 Dose	0
Kokosnuss	1 kl. Handvoll	+
Kräutersauce, leicht	½ Glas	0
Kürbiskerne	1 Handvoll	+

L/M

NAHRUNGSMITTEL	MENGE	BILANZ +/-
Leinsamen, ungeschält	1 Handvoll	0
Macadamianuss	1 Handvoll	+
Mandel	1 Handvoll	+
Margarine (auch halbfett)	2 EL	+
Mayonnaise	2 EL	+

O/P

NAHRUNGSMITTEL	MENGE	BILANZ +/-
Olivenöl	2 EL	+
Paranuss	1 Handvoll	+
Pekannuss	1 Handvoll	+
Pesto	2 EL	+
Pfeffersauce	½ Glas	+
Pflanzenöl	2 EL	+
Pinienkerne	1 Handvoll	+
Pistazienkerne	1 Handvoll	+

R

NAHRUNGSMITTEL	MENGE	BILANZ +/-
Rahmsauce	½ Glas	++
Remoulade	½ Glas	+

S/T

NAHRUNGSMITTEL	MENGE	BILANZ +/-
Sauce Hollandaise	2 EL	+
Schmalz	2 Esslöffel	+
Senf	2 EL	0
Senf, süß	2 EL	+
Sesamsamen	4 EL	+
Tomatensauce	½ Glas	0

Suppen & Eintöpfe

Die Top 5

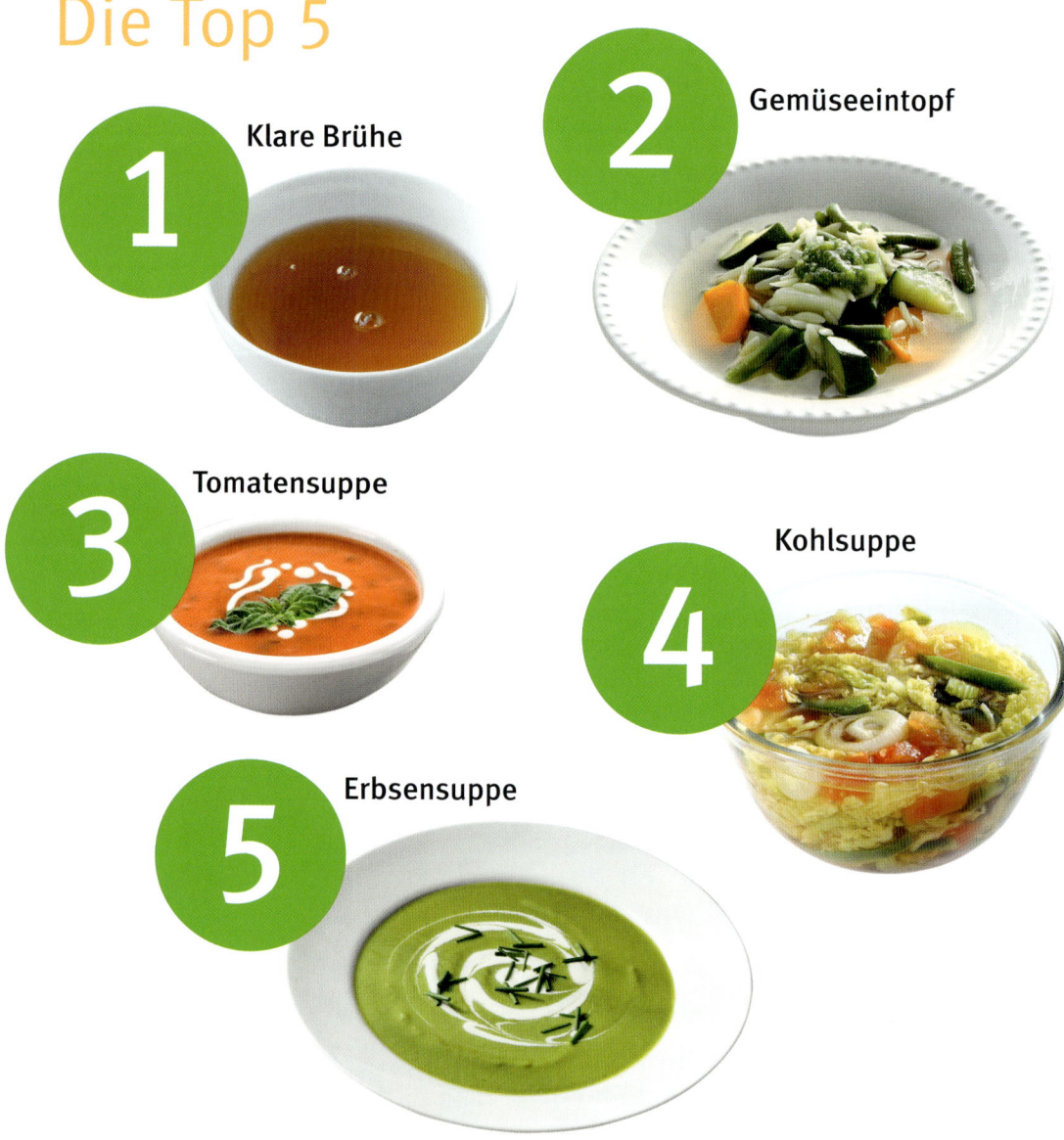

1 Klare Brühe

2 Gemüseeintopf

3 Tomatensuppe

4 Kohlsuppe

5 Erbsensuppe

B

NAHRUNGSMITTEL	MENGE	BILANZ +/-
Brühe, klare	1 Teller	−

C

NAHRUNGSMITTEL	MENGE	BILANZ +/-
Champignoncremesuppe	1 Teller	0

E

NAHRUNGSMITTEL	MENGE	BILANZ +/-
Erbsensuppe	1 Teller	−

G

NAHRUNGSMITTEL	MENGE	BILANZ +/-
Gemüsebrühe	1 Teller	−
Gemüsecremesuppe	1 Teller	0
Gemüseeintopf	1 Teller	−
Gulaschsuppe	1 Teller	0

H

NAHRUNGSMITTEL	MENGE	BILANZ +/-
Hirsesuppe	1 Teller	0

K

NAHRUNGSMITTEL	MENGE	BILANZ +/-
Kohlsuppe	1 Teller	−

L

NAHRUNGSMITTEL	MENGE	BILANZ +/-
Lauchcremesuppe	1 Teller	0
Leberknödelsuppe	1 Teller	0
Linseneintopf mit Speck	1 Teller	0

O

NAHRUNGSMITTEL	MENGE	BILANZ +/-
Ochsenschwanzsuppe	1 Teller	0

S

NAHRUNGSMITTEL	MENGE	BILANZ +/-
Spargelcremesuppe	1 Teller	0

T

NAHRUNGSMITTEL	MENGE	BILANZ +/-
Tomatencremesuppe	1 Teller	0

Z

NAHRUNGSMITTEL	MENGE	BILANZ +/-
Zwiebelsuppe	1 Teller	0

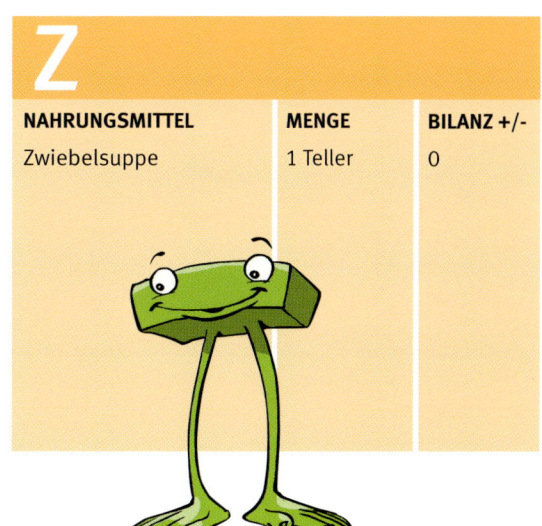

Süßes & Naschwerk

Die Top 5

1 Rote Grütze »leicht«

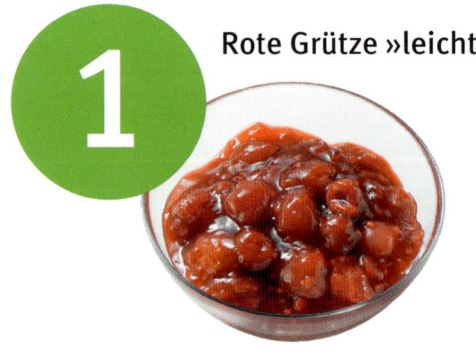

2 Fruchtsorbet

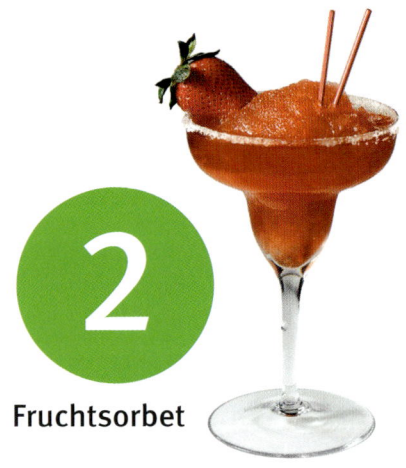

3 Konfitüre »leicht«

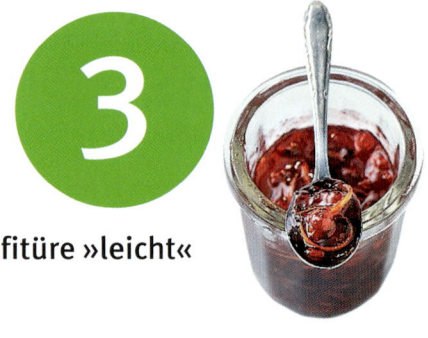

4 Fruchtquark, mager

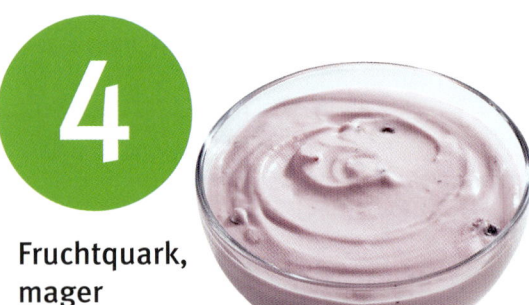

5 Obstsalat

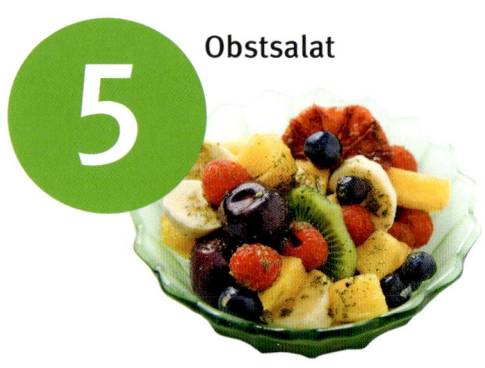

A

NAHRUNGSMITTEL	MENGE	BILANZ +/-
Ahornsirup	4 EL	+
Apfeldicksaft	6 EL	+

B

NAHRUNGSMITTEL	MENGE	BILANZ +/-
Baiser	1 Handvoll	+
Bayerische Creme	1 Schälchen	++
Birnendicksaft	6 EL	+
Bitterschokolade	2 Reihen	++
Bonbons	5 Stück	+
Bonbons, ohne Zucker	5 Stück	+
Brauner Zucker	4 EL	+

D

NAHRUNGSMITTEL	MENGE	BILANZ +/-
Dampfnudel	1 Stück	+
Dominosteine	4 Stück	++
Donut	1 Stück	++

E

NAHRUNGSMITTEL	MENGE	BILANZ +/-
Eiscreme, Fruchteis alle Sorten	1 Kugel	+
Eiscreme, Milcheis alle Sorten	1 Kugel	+
Eiscreme, Sahneeis alle Sorten	1 Kugel	++
Erdbeereis	1 Kugel	+
Erdbeerschokolade	2 Reihen	++
Erdbeersorbet	1 Schälchen	0

F

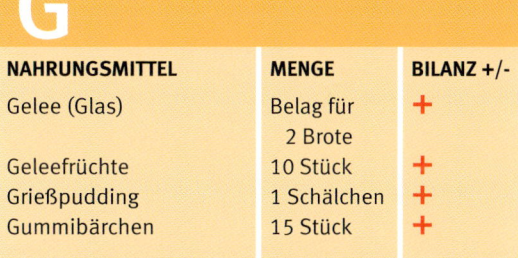

NAHRUNGSMITTEL	MENGE	BILANZ +/-
Fruchtaufstrich mit Honig	Belag für 2 Brote	+
Fruchtgummi	15 Stück	+
Fruchtquark	1 Schälchen	0
Fruchtsorbet	1 Schälchen	0
Fruchtzucker (Fruktose)	4 EL	+

G

NAHRUNGSMITTEL	MENGE	BILANZ +/-
Gelee (Glas)	Belag für 2 Brote	+
Geleefrüchte	10 Stück	+
Grießpudding	1 Schälchen	+
Gummibärchen	15 Stück	+

H

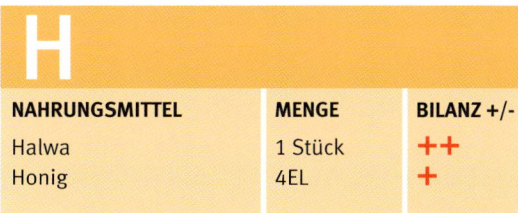

NAHRUNGSMITTEL	MENGE	BILANZ +/-
Halwa	1 Stück	++
Honig	4 EL	+

K

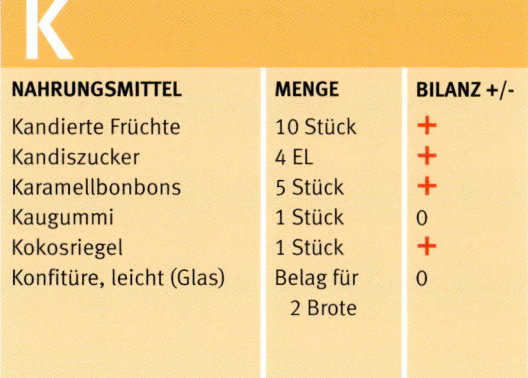

NAHRUNGSMITTEL	MENGE	BILANZ +/-
Kandierte Früchte	10 Stück	+
Kandiszucker	4 EL	+
Karamellbonbons	5 Stück	+
Kaugummi	1 Stück	0
Kokosriegel	1 Stück	+
Konfitüre, leicht (Glas)	Belag für 2 Brote	0

L

NAHRUNGSMITTEL	MENGE	BILANZ +/-
Lakritz	15 Stück	+
Luftschokolade	2 Reihen	++

M

NAHRUNGSMITTEL	MENGE	BILANZ +/-
Malzzucker (Maltose)	4 EL	+
Marmelade (Glas)	Belag für 2 Brote	+
Marshmallow	10 Stück	+
Marzipan	50 g	++
Melassesirup	4 EL	+
Milcheis	1 Kugel	+
Milchkaramellen	5 Stück	+
Milchzucker	4 EL	+
Mokkaschokolade	2 Reihen	++
Mousse au Chocolat	1 Schälchen	++
Müsliriegel, gezuckert	1 Stück	++

N

NAHRUNGSMITTEL	MENGE	BILANZ +/-
Nougat	1 kl. Stück	++
Nusskrokant	1 kl. Stück	++
Nuss-Nougat-Creme	Belag für 2 Brote	++
Nussschokolade	2 Reihen	++

O

NAHRUNGSMITTEL	MENGE	BILANZ +/-
Obstsalat	1 Schälchen	0
Osterei (Schokolade)	2 Stück	++

P

NAHRUNGSMITTEL	MENGE	BILANZ +/-
Popcorn	1 Handvoll	+
Praline	5 Stück	++
Puderzucker	4 EL	+

R

NAHRUNGSMITTEL	MENGE	BILANZ +/-
Rohrzucker	4 EL	+
Rote Grütze	1 Schälchen	+
Rote Grütze, »leicht«	1 Schälchen	0
Rübensirup	½ Glas	+
Rumkugel	5 Stück	++
Rum-Rosinen-Schokolade	2 Reihen	++
Russisch Brot	10 Stück	+

S

NAHRUNGSMITTEL	MENGE	BILANZ +/-
Sachertorte	1 kl. Stück	++
Sahneeis	1 Kugel	++
Sahnetorte	1 kl. Stück	++
Schokokuss	2 Stück	++
Schokoladeneis	1 Kugel	++
Schokoladenpudding	1 Schälchen	++
Sirup	100 ml	+
Softeis	1 Kugel	++
Spaghetti-Eis	1 Kugel	++
Spekulatius	5 Stück	++
Studentenfutter	1 Handvoll	+
Süßstoff	1 Stückchen	0

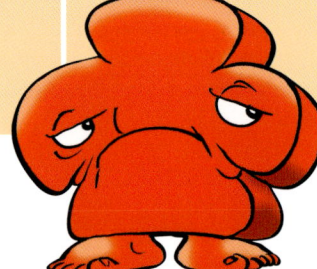

T

NAHRUNGSMITTEL	MENGE	BILANZ +/-
Tiramisu	1 Schälchen	++
Tortenguss	4 EL	+
Traubenzucker (Glukose)	4 EL	+
Türkischer Honig	1 kl. Stück	+

V

NAHRUNGSMITTEL	MENGE	BILANZ +/-
Vanilleeis	1 Kugel	++
Vanillepudding	1 Schälchen	++
Vanillesauce	4 EL	++
Vanillezucker	4 EL	+
Vollmilchschokolade	2 Reihen	++

W

NAHRUNGSMITTEL	MENGE	BILANZ +/-
Wackelpudding	1 Schälchen	+
Waffelmischung	5 Stück	++
Weihnachtsplätzchen	5 Stück	++
Weinbrandbohne	5 Stück	++
Weingummi	10 Stück	+
Weiße Schokolade	2 Reihen	++
Windbeutel	1 Stück	++
Würfelzucker	5 Stück	+

X

NAHRUNGSMITTEL	MENGE	BILANZ +/-
Xylit (Zuckeraustausch-stoff)	1 Messer-spitze	0

Z

NAHRUNGSMITTEL	MENGE	BILANZ +/-
Zimtcreme	1 Schälchen	++
Zimtstern	5 Stück	++
Zitronencreme	1 Schälchen	++
Zitronensorbet	1 Kugel	0
Zucker	4 EL	+
Zuckeraustauschstoff	1 Stückchen	0
Zuckerwatte	1 Stück	+

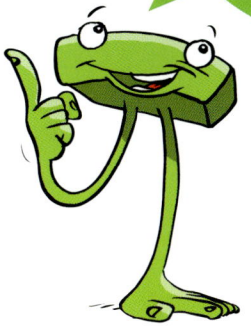

Vorsicht bei Süß-stoff! Er hat zwar keine Kalorien, kann aber sehr hungrig machen.

Getränke & Spirituosen

Die Top 5

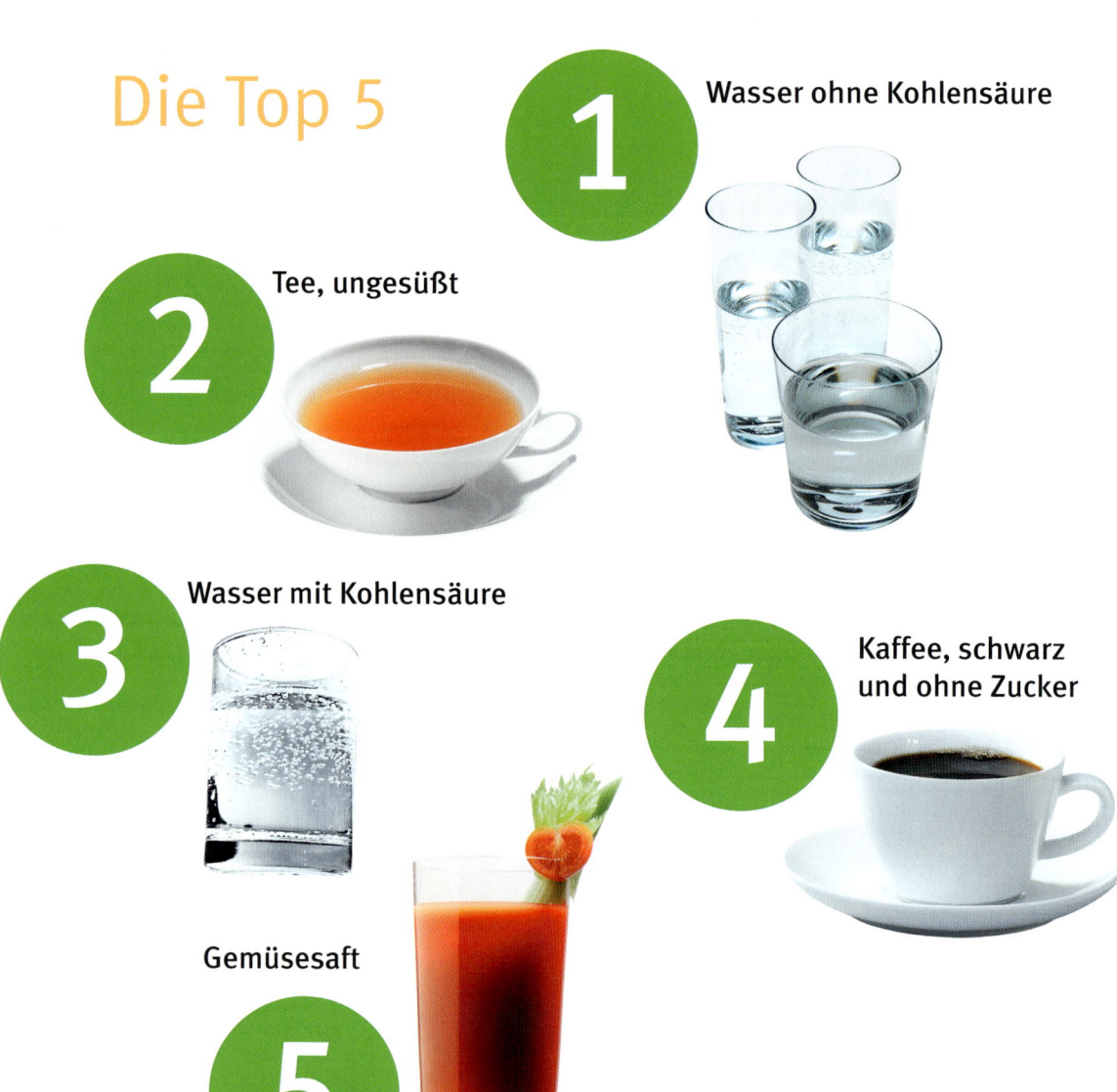

1 Wasser ohne Kohlensäure

2 Tee, ungesüßt

3 Wasser mit Kohlensäure

4 Kaffee, schwarz und ohne Zucker

5 Gemüsesaft

A

NAHRUNGSMITTEL	MENGE	BILANZ +/-
Apfelschorle	1 Glas (250 ml)	+

B

NAHRUNGSMITTEL	MENGE	BILANZ +/-
Bier	1 Glas	++
Bier, alkoholfrei	1 Glas	+
Bitter Lemon	1 Glas	+
Brandy	1 Schnaps-glas	++
Branntwein	1 Schnaps-glas	++
Büchsenmilch	2 EL	+
Buttermilch	1 Glas	0

C

NAHRUNGSMITTEL	MENGE	BILANZ +/-
Caipirinha	1 Glas	++
Campari	1 Schnaps-glas	++
Cappuccino mit Milch, ohne Zucker	1 Tasse	0
Cappuccino mit Milch, mit Zucker	1 Tasse	+
Cappuccino, instant	1 Tasse	+
Caro-Kaffee, ungesüßt	1 Tasse	0
Champagner	1 Glas	++
Cidre	1 Glas	++
Cola	1 Glas	+
Cognac	1 Schnaps-glas	++
Cointreaux	1 Schnaps-glas	++

E

NAHRUNGSMITTEL	MENGE	BILANZ +/-
Eierlikör	1 Schnaps-glas	++
Eiskaffee	1 Glas	++
Eistee, instant, gesüßt	1 Glas	+
Eistee, ungesüßt	1 Glas	0
Erdbeerbowle	1 Glas	++
Espresso, mit Zucker	1 Tässchen	+
Espresso, ohne Zucker	1 Tässchen	0
Exportbier	1 Glas	++

F

NAHRUNGSMITTEL	MENGE	BILANZ +/-
Fruchtsaft, gesüßt	1 Glas	+
Fruchtsaft, mit Süßstoff	1 Glas	0

G

NAHRUNGSMITTEL	MENGE	BILANZ +/-
Gemüsesaft	1/2 Liter	-
Gin	1 Schnaps-glas	+
Ginger Ale	1 Glas	+
Glühwein	1 Glas	++
Grapefruitsaft	1 Glas	+
Guinness	1 Glas	++

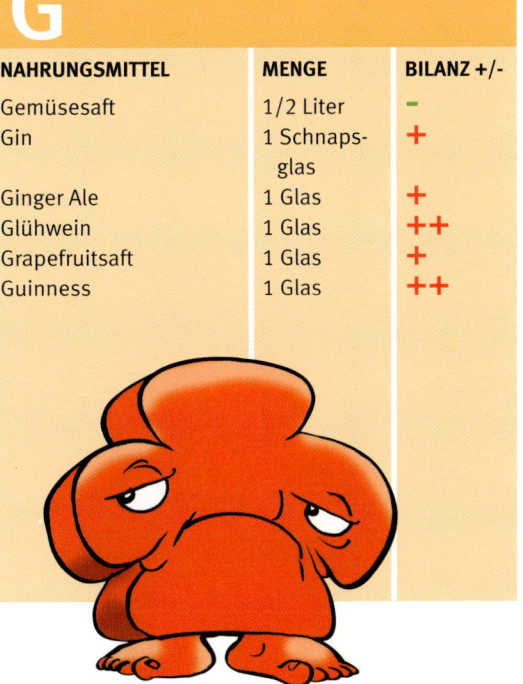

H

NAHRUNGSMITTEL	MENGE	BILANZ +/-
Himbeergeist	1 Schnaps-glas	++
Holunderbeerensaft	1 Glas	+

K

NAHRUNGSMITTEL	MENGE	BILANZ +/-
Kaba	1 Glas	+
Kaffee, mit Zucker	1 Tasse	+
Kaffee, ohne Zucker	1 Tasse	0
Kaffeesahne	10 EL	+
Kakao, ungesüßt, Mager-milch	1 Glas	0
Kirschnektar	1 Glas	+
Kirschsaft	1 Glas	+
Kirschwasser/-schnaps	1 Schnaps-glas	++
Klarer Schnaps	1 Schnaps-glas	++
Kokosmilch	1 Glas	0
Korn	1 Schnaps-glas	++
Kräuterlikör	1 Schnaps-glas	++

L

NAHRUNGSMITTEL	MENGE	BILANZ +/-
Likör	1 Schnaps-glas	++
Limettensaft	½ Glas	0
Limonade, gezuckert	1 Glas	+
Limonade, mit Süßstoff	1 Glas	0

M

NAHRUNGSMITTEL	MENGE	BILANZ +/-
Malzbier	1 Glas	+
Maracujanektar	1 Glas	+
Maracujasaft	1 Glas	+
Mineralwasser	1 Glas	0
Möhrensaft	1 Glas	0
Multi-Vitamin-Drink/-Saft	1 Glas	+

O

NAHRUNGSMITTEL	MENGE	BILANZ +/-
Obstler	1 Schnaps-glas	++
Orangensaft, frisch gepresst	1 Glas	+
Orangensaft, industriell	1 Glas	+
Ouzo	1 Schnaps-glas	++
Ovomaltine, Pulver	6 EL	+
Ovomaltine, mit Vollmilch	1 Tasse	++

P

NAHRUNGSMITTEL	MENGE	BILANZ +/-
Pernod	1 Schnaps-glas	++
Pils	1 Glas	++
Portwein	½ Glas	++
Prosecco	1 Glas	++

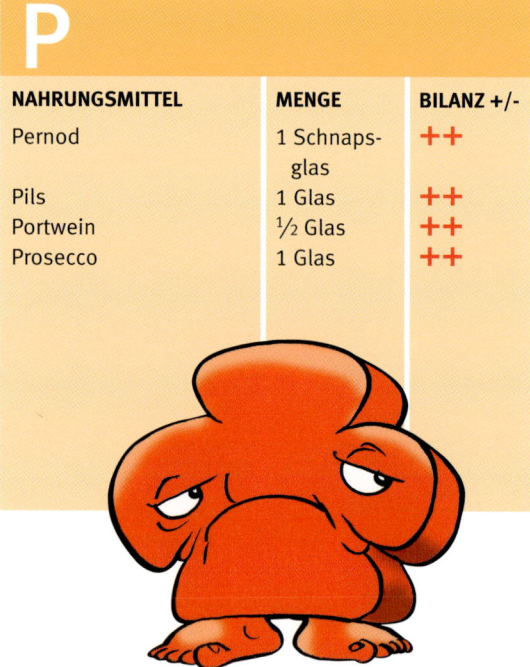

R

NAHRUNGSMITTEL	MENGE	BILANZ +/-
Radler	1 Glas	+
Raki	1 Schnaps-glas	++
Roséwein	1 Glas	++
Rotwein	1 Glas	++
Rum	1 Schnaps-glas	++

S

NAHRUNGSMITTEL	MENGE	BILANZ +/-
Sangria	1 Glas (200 ml)	++
Schnaps	4 cl	++
Schwarzer Tee, ungesüßt	½ Liter	-
Schwarzer Tee (schwach mit Zucker gesüßt)	½ Liter	0
Schwarzer Tee, stark gesüßt	½ Liter	+
Sekt, trocken	100 ml	+
Sekt, lieblich	100 ml	++
Sherry	100 ml	++
Sodawasser	½ Liter	-
Sojadrinks, ohne Zucker	1 Glas	0
Sojadrinks, mit Zucker	1 Glas	+

T

NAHRUNGSMITTEL	MENGE	BILANZ +/-
Tafelwasser	½ Liter	-
Tee, ungesüßt	½ Liter	-
Tequila	1 Schnaps-glas	++
Tonic Water	1 Glas	+
Traubensaft	1 Glas	+

V

NAHRUNGSMITTEL	MENGE	BILANZ +/-
Veltliner, grüner	1 Glas	++

W

NAHRUNGSMITTEL	MENGE	BILANZ +/-
Wasser mit und ohne Kohlensäue	½ Liter	-
Weinbrand	1 Schnaps-glas	++
Weinschorle	1 Glas	+
Weißbier	1 Glas	++
Weißwein	1 Glas	++
Weizenbier	1 Glas	++
Weizenbier, alkoholfrei	1 Glas	+
Whiskey	1 Schnaps-glas	++
Wodka	1 Schnaps-glas	++

Z

NAHRUNGSMITTEL	MENGE	BILANZ +/-
Zwetschgenwasser	1 Schnaps-glas	++

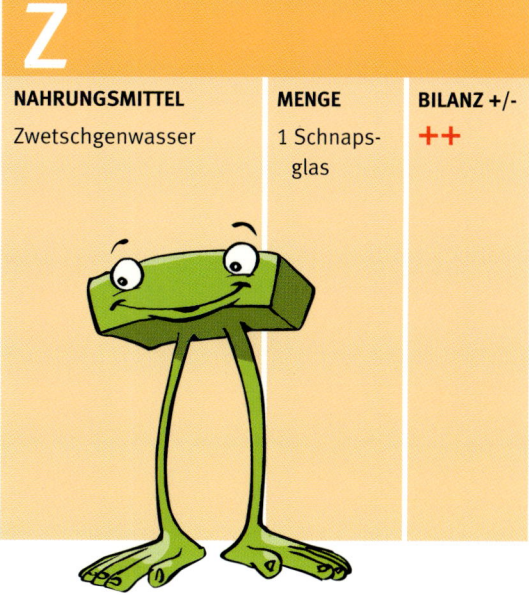

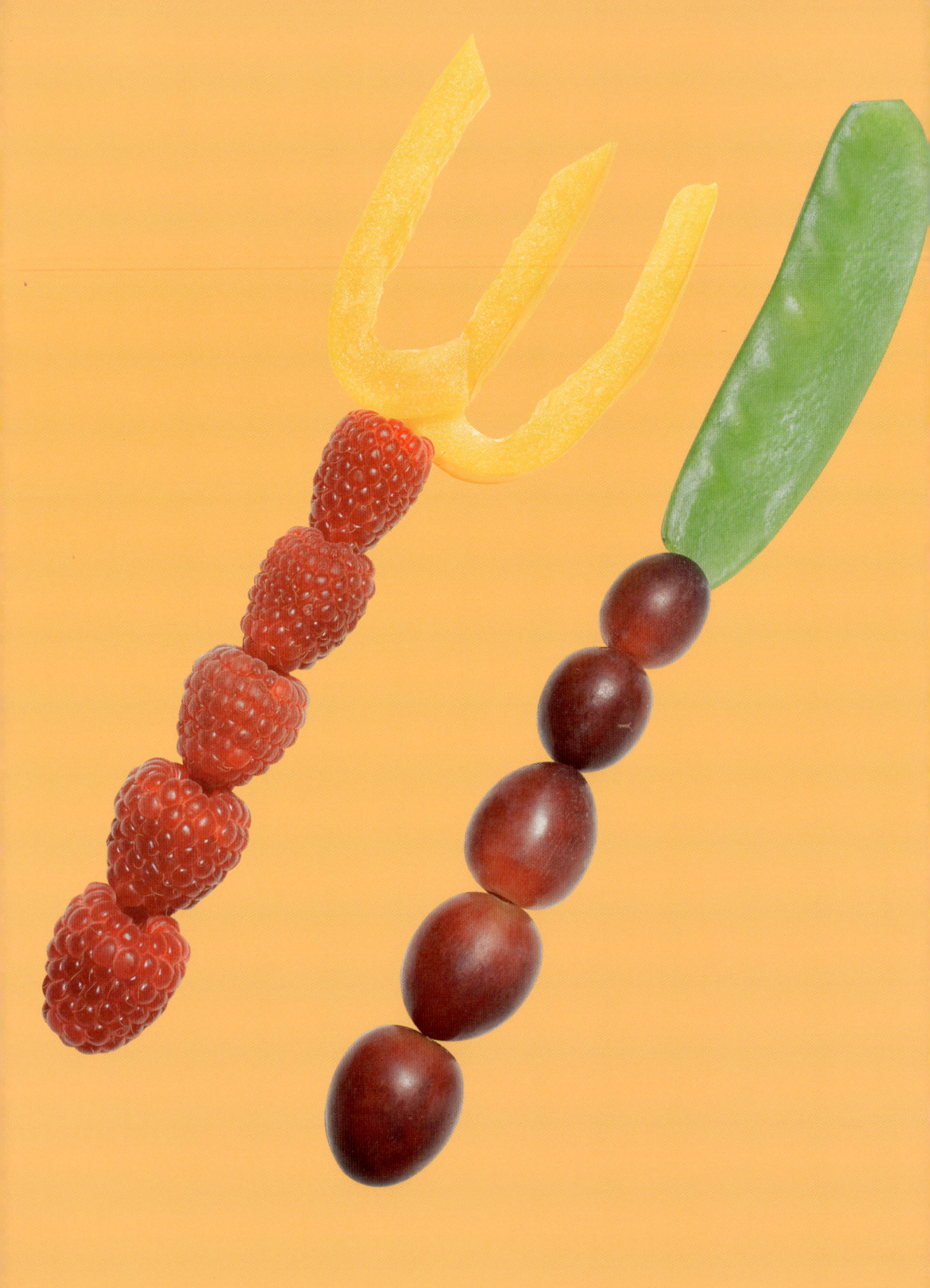

Plus-Minus-Rezepte

Jetzt geht's endlich los:
Schlemmen Sie sich
schlank und fit

Kochen mit Plus-Minus

Wenn Sie es richtig anstellen, sparen Sie schon allein dadurch jede Menge »Plus«, indem Sie selbst kochen, anstatt aus Bequemlichkeit einfach zu einem Fertiggericht aus dem Supermarkt zu greifen. Denn nur wenn Sie selbst kochen, haben Sie die Kontrolle darüber, was auf Ihrem Teller landet. Auch wenn Kochen für Sie zunächst ungewohnt ist: Es gibt keinen Grund zur Panik. Die Rezepte ab Seite 70 sind so kinderleicht, dass Sie Ihnen sogar dann gelingen, wenn Sie einen Wok bisher für eine Art Rennbob gehalten haben und nicht für eine asiatische Bratpfanne. Außerdem macht Selberkochen wahnsinnig viel Spaß. Daher lautet Ihr Motto für die Zukunft: Tütensuppen? Mittagsmenüs aus der Dose? Menüschalen für die Mikrowelle? Nein, danke. Her mit der Schürze und dem Kochlöffel!

Besonders wichtig ist Kochen übrigens, wenn Sie Kinder haben. Schließlich haben Sie eine Vorbildfunktion und helfen so der nächsten Generation, eine gesündere Einstellung zum Essen zu entwickeln. Und Sie haben die Möglichkeit, schon heute aktiv dazu beizutragen, dass Ihre Kinder gesund bleiben. Zum Beispiel indem Sie die Fritteuse aus der Küche verbannen, weil man Pommes frites auch im Ofen backen kann, wo sie sich nicht mit Fett vollsaugen. Oder indem Sie Fleisch grillen, statt es in viel Bratfett zu brutzeln. Oder indem Sie beim Kochen die Zuckermengen rationieren und möglichst viele schlechte Fette reduzieren. Aber auch indem Sie die Kleinen schon früh selbst mitkochen lassen oder in ihnen die Lust auf Wasser und Obst wecken. Sie sehen: Sie haben die Macht – wenn Sie selbst kochen.

Soweit nicht anders angegeben, sind alle Rezepte für 2 Personen berechnet. Lecker!

Die schlanke Küche

Wie das Plus-Minus-Prinzip funktioniert, ist Ihnen mittlerweile sicher glasklar: Sie zählen einfach Fette, Kohlenhydrate, Eiweiß, Ballaststoffe und Wasser zusammen. Genauso ist es auch beim Kochen.

Viel Volumen, viel »Minus«

Sie haben schon so viele Diäten gemacht und fürchten daher, nicht satt zu werden? Keine Sorge, das passiert Ihnen mit dem Plus-Minus-Prinzip nicht. Schließlich handelt es sich dabei nicht um eine Diät im klassischen Sinne, sondern um ein ganz neues Ernährungskonzept. Haben Sie dennoch großen Hunger oder wollen Sie sich einfach besonders genussvoll schlank schlemmen, empfiehlt es sich, die einzelnen Mahlzeiten mit den richtigen Beilagen zu kombinieren. Eine große Portion Salat oder Gemüse, vorab eine Suppe oder einfach ganz viel Wasser zum Essen: Auf diese Weise füllen Sie Ihren Magen, ohne unnütze Energie anzuhäufen. Gleichzeitig versorgen Sie Ihren Organismus mit reichlich Ballaststoffen.

Geschickt kombinieren

Weil Kohlenhydrate und insbesondere Zucker als »Plus« zählen, sollten Sie natürlich nicht zu viel davon essen – auch wenn Sie die Gerichte selbst gekocht haben. Das heißt aber nicht, dass Sie ganz darauf verzichten müssen. Schließlich kommt es unterm Strich nicht nur auf die Dosis an, sondern auch darauf, was Sie zu den Kohlenhydraten verspeisen. Vor allem in der Kombination mit Ballaststoffen und viel Wasser (natürlich auch mit Bewegung) sind Kohlenhydrate längst nicht so schlimm wie Sie vielleicht befürchten. Mischen Sie also eine große Portion Gemüsesauce unter die Spaghetti oder belegen Sie Ihre Brote mit Salatblättern, Tomaten- und Gurkenscheiben. Vor allem am Morgen sind Kohlenhydrate nicht so schlimm: Sie füllen die über Nacht geleerten Energiespeicher und geben Kraft für den Tag. Müsli, Toast, Brötchen, ja sogar Croissants schlagen zu früher Stunde weitaus weniger ins Gewicht als später. Je mehr Stunden vergehen, desto ungünstiger wäre es jedoch, Ihre Kraftwerke weiter lediglich mit Stroh anzuheizen: Immer wieder bräuchten Sie dann neue Energie – während die Kohlebriketts aus den Fetten ungenutzt in die Fettspeicher wandern. Gehen Sie daher im Laufe des Tages immer sparsamer mit Kohlenhydraten um. Das leert die Fettspeicher und macht schlank.

Bei den Fetten ist es ähnlich. Weil einige lebensnotwenig sind, wäre es falsch, völlig fettfrei zu kochen. Geben Sie jedoch auf schlechte Fette acht (siehe Seite 16), denn sie machen nicht nur dick, sondern auch krank. Also: Weg mit den Fetträndern am Schinken und dafür lieber einen Schuss gutes Olivenöl in die Pfanne. Schon haben Sie wieder ein paar »Plus« entschärft.

Frühstück muss sein

Es gibt eine Mahlzeit am Tag, auf die sollten Sie keinesfalls verzichten – egal, ob Sie hungrig sind oder nicht: das Frühstück. Schließlich müssen die über Nacht geleerten Brennöfen des Körpers für den »Neustart« angeheizt werden. Gerade Kohlenhydrate sind morgens wichtig, um den Körper – vor allem aber das Gehirn –, mit neuer Energie zu versorgen. Und daher dürfen es zu dieser Tageszeit auch ruhig ein paar »Plus« mehr sein. Und noch ein Grund spricht fürs Frühstücken: Mit leerem Magen laufen Sie Gefahr, vormittags in eine Hunger- und (Fr-)Essfalle zu tappen. Und dabei landen dann meist viel mehr Kalorien im Magen als beim Frühstück. Es beginnt zwar vielleicht nur mit zwei Keksen zum Kaffee im Büro, aber die sind die Eintrittskarte zur Insulinachterbahn: Blutzucker kurz rauf, Insulin rauf, Blutzucker runter, Heißhunger. Und dann geht es meist los mit der ungehemmten Kohlenhydratmast: Hier ein Brötchen, da ein Stück Schokolade, dort eine Limo – schließlich »müssen« Sie Energie auffüllen. Und am Morgen haben Sie doch jede Menge »Plus« eingespart. Dass es jetzt um einige mehr sind, fällt da kaum noch ins Gewicht.

Schluss damit: Schlagen Sie dem Heißhunger ein Schnippchen und nehmen Sie sich jeden Tag Zeit für ein genussvolles Frühstück. Die besten Rezepte dazu finden Sie hier. Und wenn Sie nach dem Aufstehen wirklich nur einen Kaffee runterkriegen, dann nehmen Sie sich ein Sandwich oder einen anderen kleinen Vormittagssnack mit ins Büro. Fast alle Frühstücksrezepte lassen sich nämlich prima einpacken.

> Zeitung lesen beim Frühstück? Besser nicht, oft essen Sie dann mehr als geplant.

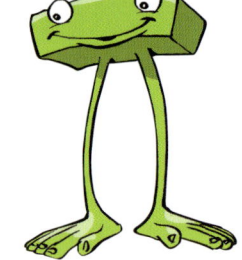

Mango-Buttermilch-Smoothie

ZUTATEN FÜR 2 PERSONEN
Zubereitungszeit: 10 Min.
Pro Portion: 0

1 kleine reife Mango | 2 EL Limettensaft | 1 Glas ungesüßte Kokosmilch (Dose) | 1 ½ Gläser kalte Buttermilch | ½ TL abgeriebene Limettenschale (unbehandelt) | 4 frische Minzeblättchen

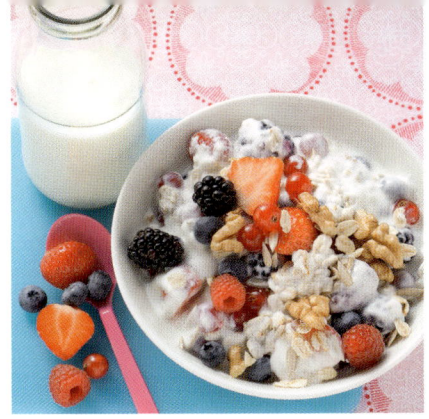

1. Die Mango mit dem Sparschäler schälen. Das Fruchtfleisch erst in Stücken vom Stein schneiden, dann würfeln und in den Mixer geben. Limettensaft und Kokosmilch dazugießen und alles gründlich pürieren. Wenn Sie keinen Mixer haben, pürieren Sie die Zutaten mit dem Stabmixer in einer hohen Rührschüssel.

2. Die kalte Buttermilch zum Mangomus gießen. Limettenschale und grob gehackte Minzeblättchen zugeben und den Smoothie noch einmal 10 Sekunden kräftig durchmixen und schön aufschäumen.

3. Den Drink auf zwei große Becher verteilen und mit einem dicken Trinkhalm servieren.

Beeren-Flocken-Müsli

ZUTATEN FÜR 2 PERSONEN
Zubereitungszeit: 10 Min.
Pro Portion: 1 Minus

4 Hände voll Beerenfrüchte (z. B. Himbeeren, Erdbeeren, Johannisbeeren, Brombeeren, frisch oder tiefgekühlt) | 1 Glas Buttermilch | 10 EL Magerjoghurt | 8 EL kernige Haferflocken | je 1 kleine Handvoll Sonnenblumenkerne und Walnüsse

1. Beeren waschen, gründlich abtropfen und verlesen. Tiefkühlbeeren auftauen lassen.

2. In einer Schüssel Buttermilch und Magerjoghurt cremig rühren. Die Haferflocken untermischen.

3. Kurz vor dem Servieren auch die Beeren vorsichtig unterheben. Zum Schluss mit Sonnenblumenkernen und Walnüssen bestreuen.

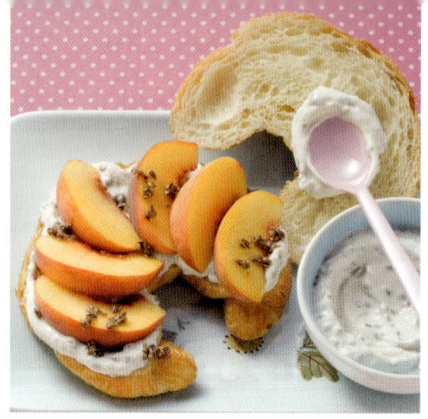
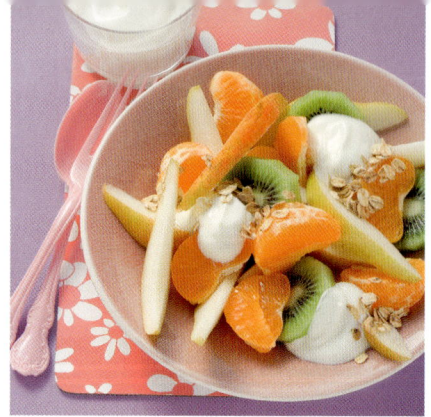

Pfirsichcroissant mit Leinsamen-Crunches

ZUTATEN FÜR 2 PERSONEN
Zubereitungszeit: 15 Min.
Pro Portion: 0

3 EL ungeschälter, geschroteter Leinsamen | 2 TL flüssiger Honig | 4 EL Magerquark | 2 EL Mineralwasser | ½ TL Zimtpulver | 4 mittelgroße reife Pfirsiche | 2 Croissants

1. Leinsamen in einer beschichteten Pfanne bei mittlerer Hitze ohne Fett 2–3 Minuten rösten. Vom Herd nehmen, den Honig zugeben und gut mit dem Leinsamen vermischen.

2. Quark mit Mineralwasser und Zimt glatt rühren. Die Honig-Leinsamen bis auf 2 TL untermischen.

3. Die Pfirsiche waschen, halbieren und entsteinen. Das Fruchtfleisch in Spalten schneiden. Die Croissants aufschneiden und mit dem Zimt-Quark bestreichen. Die Pfirsichspalten auflegen und die restlichen Honig-Leinsamen darüber bröseln.

Früchteteller mit Joghurtsauce

ZUTATEN FÜR 2 PERSONEN
Zubereitungszeit: 10 Min.
Pro Portion: 1 Minus

2 EL kernige Haferflocken | 2 große Clementinen | 2 kleine Birnen | 4 Kiwis | 1 EL Limettensaft | 1 kleiner Becher Magerjoghurt | 2 TL Honig | 11 Tropfen Vanillearoma

1. Die Haferflocken in einer beschichteten Pfanne ohne Fett bei mittlerer Hitze goldbraun anrösten, dabei gelegentlich wenden. Vom Herd nehmen und abkühlen lassen.

2. Clementinen schälen und in Spalten teilen. Birnen waschen, längs vierteln, entkernen und in dünne Spalten schneiden. Kiwi schälen und in Scheiben schneiden. Das Obst auf zwei Dessertteller verteilen und mit Limettensaft beträufeln.

3. Joghurt mit Honig und Vanillearoma glattrühren. Die Früchte damit teilweise überziehen. Mit den gerösteten Haferflocken bestreuen.

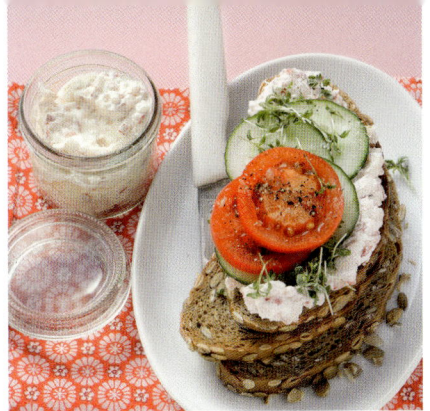
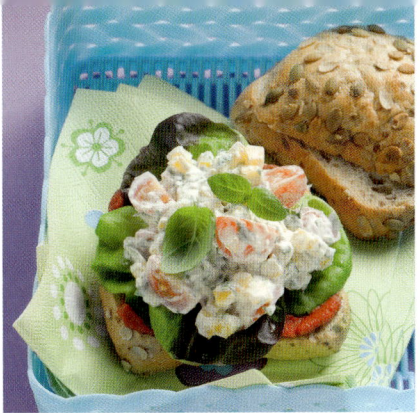

Knusperbrot mit Frischkäse

ZUTATEN FÜR 2 PERSONEN
Zubereitungszeit: 10 Min.
Pro Portion: 1 Minus

1 Handvoll Radieschen | 2 EL fettarmer Frischkäse | Salz, Pfeffer | 4 Scheiben Vollkornbrot | 1 daumenlanges Stück Salatgurke | 1 EL Kresse | 1 mittelgroße Tomate

1. Radieschen waschen, putzen und klein würfeln. Mit dem Frischkäse verrühren. Salzen und pfeffern.

2. Das Vollkornbrot im Toaster rösten, kurz abkühlen lassen und mit dem Radieschen-Frischkäse bestreichen.

3. Gurke waschen, trockentupfen und mit der Schale in sehr dünne Scheiben schneiden oder hobeln. Gurkenscheiben auf den Broten verteilen und die Kresse darüber streuen.

4. Tomate waschen und ohne den Stielansatz in dünne Scheiben schneiden. Auf die Kressebrote legen und nochmals ein wenig salzen und pfeffern.

Vegetarisches Gemüsebrötchen

ZUTATEN FÜR 2 PERSONEN
Zubereitungszeit: 10 Min.
Pro Portion: 1 Minus

6 Cocktailtomaten | $\frac{1}{2}$ kleine Paprikaschote | 3 Zweige Basilikum | 50 g Magerquark | Salz, Pfeffer | Paprikapulver | 2 große Vollkornbrötchen mit Kürbiskernen, Leinsamen oder Mohn | 1 EL Tomatenmark | 4 Salatblätter

1. Tomaten waschen und vierteln. Von der Paprikaschote Stielansatz, Kerne und weiße Zwischenhäute entfernen. Paprika waschen und klein würfeln.

2. Basilikum waschen, trockenschwenken und die Blätter fein hacken. Mit den Tomatenvierteln und Paprikawürfelchen unter den Quark rühren. Mit Salz, Pfeffer und ein wenig Paprikapulver würzen.

3. Brötchen aufschneiden und dünn mit Tomatenmark bestreichen. Die Salatblätter auflegen und dick mit der Quarkmasse bestreichen.

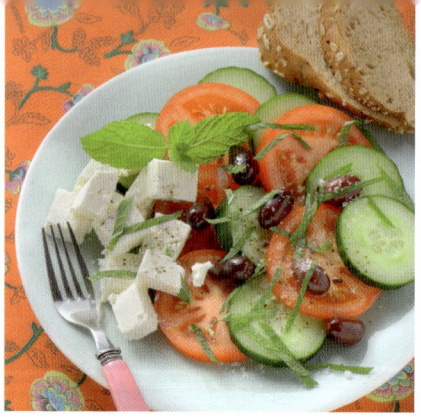

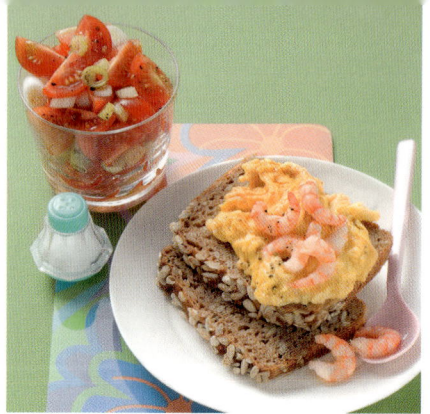

Türkisches Frühstück

ZUTATEN FÜR 2 PERSONEN

Zubereitungszeit: 10 Min.

Pro Portion: 1 Minus

4 kleine Strauchtomaten | 1 Mini-Salatgurke | 1 EL Zitronensaft | Salz, Pfeffer | 6 schwarze Oliven ohne Stein | ½ Packung Schafskäse (light) | 4 frische Minzeblättchen | 2 Vollkornbrötchen

1. Die Tomaten waschen und quer in ½ cm dünne Scheiben schneiden. Dabei die Stielansätze entfernen. Die Gurke gründlich waschen und ebenfalls in Scheiben schneiden. Tomaten- und Gurkenscheiben leicht überlappend auf zwei Tellern auslegen. Mit dem Zitronensaft beträufeln und mit Salz und Pfeffer würzen. Mit den Oliven garnieren.

2. Den Schafskäse in mundgerechte Würfel schneiden und neben dem Gemüse anrichten. Die Minzeblätter in feine Streifen schneiden und obenauf streuen. Die Vollkornbrötchen dazu servieren.

Krabben-Rührei mit Kirschtomatensalat

ZUTATEN FÜR 2 PERSONEN

Zubereitungszeit: 15 Min.

Pro Portion: 1 Minus

4 Hände voll Kirschtomaten | 1 kleine Frühlingszwiebel | 1 EL Zitronensaft | Salz, Pfeffer | 2 EL Olivenöl | 3 Eier | 4 EL Mineralwasser | 2 Prisen Curry | 2 Scheiben Vollkornbrot | 1 Handvoll Krabben (Kühlregal)

1. Für den Salat die Tomaten waschen und vierteln. Die Frühlingszwiebel waschen, putzen und in feine Ringe schneiden. Beides mit Zitronensaft, Salz, Pfeffer und 1 EL Öl vermischen.

2. Eier mit Mineralwasser, Curry, Salz und Pfeffer verquirlen. Das übrige Öl in einer beschichteten Pfanne erhitzen und die Eimasse darin bei mittlerer Hitze stocken lassen. Dabei mit dem Pfannenwender vorsichtig von außen nach innen schieben.

3. Das Rührei auf die Brote verteilen und mit den abgetropften Krabben belegen. Zum Tomatensalat genießen.

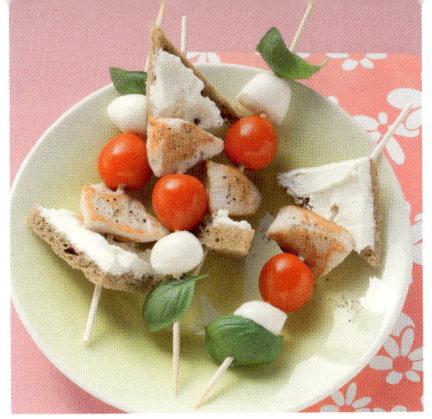

Erdnussbutter-Sandwich

ZUTATEN FÜR 2 PERSONEN
Zubereitungszeit: 5 Min.

Pro Portion: 0

2 Scheiben Pumpernickel | 2 TL Erdnussbutter | 4 Pflaumen

1. Pumpernickel mit Erdnussbutter bestreichen und vierteln. Pflaumen waschen, halbieren, entsteinen und mit dem Messer in dünne Scheiben schneiden. Auf den Broten verteilen.

Herzhafte Möhren-Muffins

ERGIBT 6 STÜCK
Zubereitungszeit: 40 Min.

Pro Portion: 0

2 Möhren | ½ Packung Schafskäse (light) | 5 EL Vollkornmehl | 1 EL Magerquark | 1 Ei | 1 TL Backpulver | 2 TL Schwarzkümmel | Salz, Pfeffer

1. Backofen auf 180° vorheizen. Möhren und Schafskäse grob reiben. Mit Mehl, Quark, Ei und Backpulver zu einer zähflüssigen Masse verrühren. Mit Schwarzkümmel, Salz und Pfeffer abschmecken. Ist die Masse zu fest, 1–3 EL Magermilch zufügen.

2. Den Teig in ein mit Papierförmchen ausgelegtes Muffinblech füllen. Im heißen Ofen 30 Minuten backen.

Caprese-Puten-Spieße

ZUTATEN FÜR 2 PERSONEN
Zubereitungszeit: 20 Min.

Pro Portion: 0

2 Scheiben Vollkorntoast | 2 TL fettarmer Frischkäse | 8 Holzspieße | 2 handgroße Putenstücke | 8 Cocktailtomaten | 8 Mozzarellabällchen (light) | 8 frische Basilikumblättchen

1. Vollkorntoast toasten, mit Frischkäse bestreichen und vierteln.

2. Putenstücke in je 4 Teile teilen und ohne Fett in einer beschichteten Pfanne von allen Seiten braten.

3. Tomaten waschen. Die Mozzarellabällchen abtropfen lassen.

4. Alles auf 8 Schaschlikspieße stecken und mit Basilikumblättchen garnieren.

Alternative zu Mozarellabällchen: Light-Mozzarella in 8 Würfel schneiden

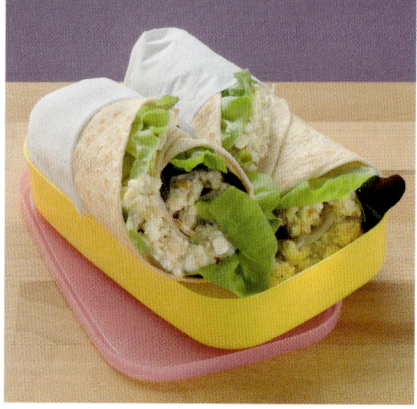

Lauch-Birnen-Wrap

ZUTATEN FÜR 2 PERSONEN
Zubereitungszeit: ca. 30 Min.
Pro Portion: 0
4 große Blätter Eichblattsalat |
1 dünne Lauchstange | 1 kleine
Birne | 4 EL Walnusskerne | 1 Schei-
be mittelalter Gouda | 1 Becher
körniger Frischkäse (200 g) | Salz,
Pfeffer | 4 Wraps (Weizenfladen)

1. Die Salatblätter waschen, trocken
schleudern und in mundgerechte
Stücke zupfen. Den Lauch putzen,
längs halbieren, quer in ca. 1 cm
breite Streifen schneiden, waschen
und in einem Sieb gründlich abtropfen lassen. Die Birne waschen, vierteln und ohne Kerngehäuse quer in
dünne Scheiben schneiden.

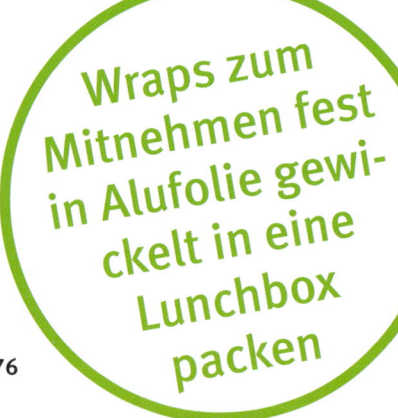

Wraps zum Mitnehmen fest in Alufolie gewickelt in eine Lunchbox packen

2. Die Walnüsse grob hacken und den
Gouda fein würfeln. Lauch, Birnen,
Walnüsse, Gouda und Hüttenkäse
im Blitzhacker oder Mixer mischen,
bis eine homogene, aber nicht zu
feine Masse entstanden ist. Mit Salz
und Pfeffer würzig abschmecken.

3. Die Weizenfladen ausbreiten und
jeweils die obere Hälfte mit $\frac{1}{4}$ des
Salats belegen. Am Rand je ca. 3 cm
frei lassen. Je $\frac{1}{4}$ der Lauch-Birnen-
Masse auf dem Salat verstreichen.
Die untere Fladenhälfte nach oben
über die Füllung klappen und den
Wrap von einer Seite her fest aufrollen.

Camembert-Birnen-Sandwich

ZUTATEN FÜR 2 PERSONEN
Zubereitungszeit: 10 Min.
Pro Portion: 0
1 Birne | Camembert (Belag für
2 Brote) | 2 Vollkornknäckebrote |
2 TL Frischkäse | 4 Salatblätter |
2 TL Crema di Balsamico

1. Die Salatblätter waschen und trocken
schleudern. Die Birne waschen und
ohne Kerngehäuse in dünne Scheiben schneiden. Camembert in Streifen schneiden.

2. Knäckebrote mit Frischkäse bestreichen. Mit je 2 Salatblättern, Birnenscheiben und Camembert belegen.
Mit Crema di Balsamico beträufeln.

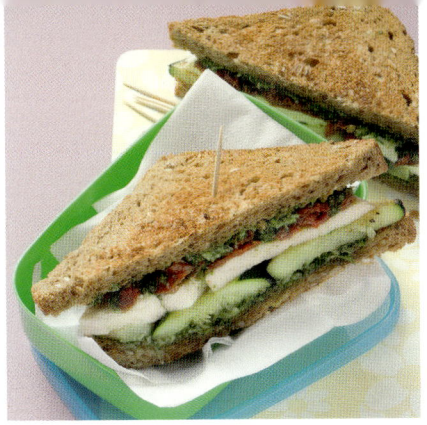
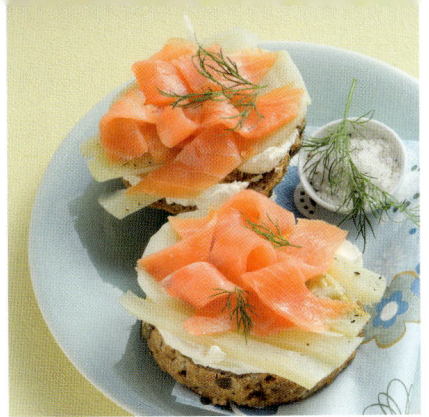

Antipasti-Sandwich

ZUTATEN FÜR 2 PERSONEN
Zubereitungszeit: ca. 20 Min.
Pro Portion: 0
4 getrocknete Tomaten (nicht in Öl
eingelegt) | 1 kleiner Zucchino |
1 Kugel Mozzarella light (125 g) |
2 EL Olivenöl | Salz, Pfeffer | 1 TL
getrockneter Thymian | 8 Scheiben
Vollkorntoast | 2 EL Pesto (Glas)

1. Getrocknete Tomaten in Wasser einweichen (am besten über Nacht).
Zucchino waschen, putzen, quer halbieren und längs in dünne Scheiben
schneiden. Mozzarella abtropfen lassen und in ca. $\frac{1}{2}$ cm dicke Scheiben
schneiden. Tomaten abtropfen lassen
und in feine Streifen schneiden.

2. Öl erhitzen und die Zucchini darin bei
starker Hitze 3–4 Minuten anbraten.
Mit Salz, Pfeffer und Thymian würzen.

3. Die Toasts rösten und mit Pesto be-
streichen. Auf 4 Scheiben Zucchini,
Mozzarella und Tomaten verteilen.
Die restlichen Toasts mit der Pesto-
Seite nach unten auflegen.

Lachs-Fenchel-Brötchen

ZUTATEN FÜR 2 PERSONEN
Zubereitungszeit: 20 Min.
Pro Portion: 1 Minus
2 Knollen Fenchel | Saft von 2 Zitro-
nen | Salz, Pfeffer | 2 Roggenvoll-
kornbrötchen | 4 TL fettarmer Frisch-
käse | 2 Scheiben Räucherlachs |
4 Zweige Dill

1. Fenchel waschen. Stielansätze und
-enden abschneiden. Die Knollen aufrecht auf ein Schneidbrett stellen und
in $\frac{1}{2}$ cm dicke Scheiben schneiden.
In einer beschichteten Pfanne mit
Zitronensaft bei mittlerer Hitze und
geschlossenem Deckel garen, bis er
weich ist. Mit Pfeffer und Salz würzen.

2. Roggenvollkornbrötchen halbieren.
Jede Hälfte mit 1 TL Frischkäse bestreichen. Lachsscheiben in 1 cm
breite Streifen schneiden.

3. Gegarte Fenchelscheiben auf die Bröt-
chenhälften verteilen, Lachsstreifen
darauf legen und alles mit den Dill-
zweigen garnieren.

Zeit fürs Mittagessen

Mittags muss es bei den meisten Leuten schnell gehen, schließlich wartet noch jede Menge Arbeit. Auf Fast Food und Wurstsemmel ist rein zeittechnisch zwar Verlass, sie liefern aber auch viele dicke »Plus«. Wie wäre es stattdessen also mit einem tollen Salat? Der versorgt Sie mit Ballaststoffen und Wasser – und bremst so die Fett- und Zuckeraufnahme. Dass Sie dafür nicht gleich Berge geschmacksneutralen Grünzeugs futtern müssen, beweisen die Rezepte in diesem Buch. Die ungewöhnlichen Kreationen können Sie noch dazu super vorbereiten und in fest verschlossenen Schüsseln und Dosen problemlos auch ins Büro mitnehmen. Andere echte »Minus-Knüller« sind Suppen. Sie schmecken super und machen richtig schön satt. Die Plus-Minus-Rezepte enthalten wenig Fett und Kohlenhydrate, dafür aber viel Gemüse, Vitamine und Ballaststoffe. Wenn Sie sehr hungrig sind oder einfach gern einmal mehrere Gänge essen wollen, füllt eine Suppe vorweg den Magen. So bleibt automatisch weniger Platz fürs Hauptgericht und Sie sparen sich viele überflüssige »Plus«. Wow, so einfach war das Sich-schlank-schlemmen noch nie.

Keine Frage: Frische Pasta schmeckt einfach super. Allerdings bestehen Nudeln und Co. zum größten Teil aus Kohlenhydraten, sind also allesamt potenzielle Dickmacher. Trotz allem kein Grund zur Panik: Mittags sind Kohlenhydrate noch nicht so schlimm. Und wenn Sie vorher einen Minus-Salat essen und dazu ein Glas Wasser trinken, entschärfen Sie so manche Nudelspezialität zusätzlich. Am besten genießen Sie zu den Nudeln einfach gleich eine entsprechende Portion Gemüse(sauce) – so wie in den Rezepten ab Seite 87. Und schon stimmt die Bilanz wieder. Wenn Sie außerdem Ihre Nudeln wie die Italiener al dente (also immer schön bissfest) kochen, dauert es viel länger, bis der Zucker aus den Nudeln ins Blut rauscht – im Gegensatz zu Pasta »al Matsche«. Zu guter Letzt: Kochen Sie öfter einmal Vollkornnudeln. Die enthalten gute Ballaststoffe und lassen so den Blutzuckerspiegel noch langsamer ansteigen. Sie sind länger satt.

Weil Zucker zu dieser Tageszeit noch weniger zu B(a)uche schlägt, können Sie sich sogar ein Dessert leisten, ehe Sie sich wieder an die Arbeit machen. Die besten Rezepte finden Sie ab Seite 112.

Brotsalat mit gebratenen Pilzen

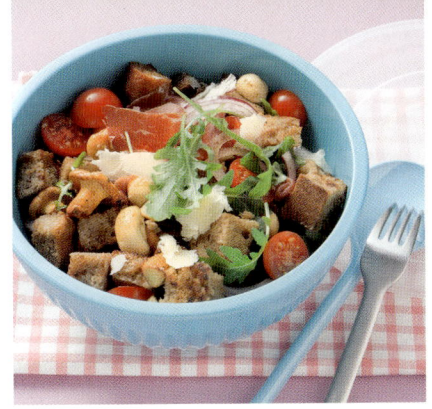

ZUTATEN FÜR 2 PERSONEN

Zubereitungszeit: ca. 30 Min.

Pro Portion: 2 Minus

4 Scheiben Weizen-Vollkornbrot | 2 Hände voll Champignons | 3 Hände voll Pfifferlinge | 4 EL Olivenöl | Salz, Pfeffer | 1 Bund Rucola | 6 Scheiben Bündner Fleisch | 10 Kirschtomaten | 1 rote Zwiebel | 4 EL grobe Parmesanspäne | 2 EL weißer Balsamicoessig | 100 ml Gemüsebrühe | 1 TL getrockneter Thymian

1. Das Weizen-Vollkornbrot in ca. 2 cm große Würfel schneiden und in einer beschichteten Pfanne ohne Fett bei mittlerer Hitze und unter gelegentlichem Rühren knusprig anrösten. Die Brotwürfel aus der Pfanne nehmen und beiseitestellen.

2. Die Pilze trocken abreiben und von allen Erdresten befreien. Die Champignons in nicht zu dünne Scheiben, die Pfifferlinge in mundgerechte Stücke schneiden. 1 EL Olivenöl in der Pfanne erhitzen und die Pilze darin bei mittlerer bis starker Hitze 5–7 Minuten scharf anbraten, bis alle Flüssigkeit verdampft ist. Salzen und pfeffern und abkühlen lassen.

3. Rucola verlesen, waschen, trocken schleudern und die harten Stiele abknipsen. Das Bündner Fleisch in mundgerechte Stücke zupfen. Die Kirschtomaten waschen und halbieren. Die Zwiebel schälen, halbieren und in dünne Halbringe schneiden. Brotwürfel, Pilze, Rucola, Bündner Fleisch, Tomaten und Zwiebelringe in einer Schüssel mischen. Den Parmesan darüber streuen.

4. Das restliche Olivenöl, den Balsamicoessig, die Gemüsebrühe und den Thymian verrühren. Mit Salz und Pfeffer abschmecken. Das Dressing ca. 30 Minuten vor dem Verzehr über den Salat geben, alles gut durchmischen und durchziehen lassen.

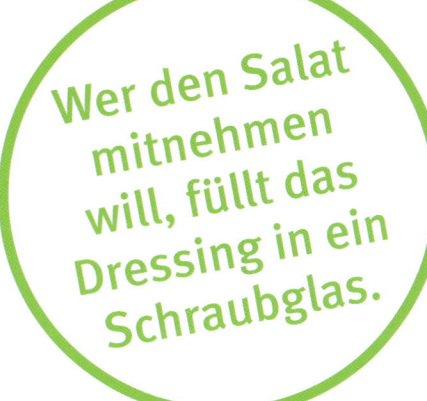

Wer den Salat mitnehmen will, füllt das Dressing in ein Schraubglas.

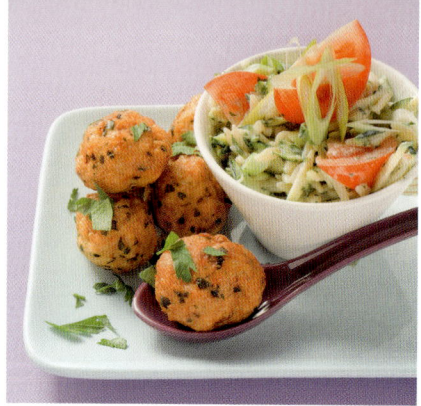

Fischbällchen mit Reisnudelsalat

ZUTATEN FÜR 2 PERSONEN
Zubereitungszeit: ca. 40 Min.
Pro Portion: 0

1 mittelgroßer Zucchino | 4 Frühlingszwiebeln | 2 Strauchtomaten | 2 faustgroße Portionen Hartweizen-Reisnudeln, gekocht (100 g Rohgewicht) | 1 Becher Magerjoghurt | 1 EL Zitronensaft | 4 EL gehackte Petersilie (frisch oder TK) | Salz, Pfeffer | 1 Knoblauchzehe | 400 g Rotbarschfilet | 1 Handvoll Semmelbrösel | 1 kleines Ei | 2 EL Rapsöl

1. Für den Reisnudelsalat den Zucchino waschen, putzen und auf der Gemüsereibe grob raspeln. Die Frühlingszwiebeln waschen, putzen und schräg in dünne Ringe schneiden. Die Tomaten waschen und in dünne Spalten schneiden; dabei die Stielansätze entfernen. Das Gemüse in einer Schüssel mit den gekochten Reisnudeln mischen.

2. Für das Dressing den Joghurt mit dem Zitronensaft und 2 EL Petersilie glatt rühren, salzen und pfeffern. Den Knoblauch schälen und dazupressen. Das Dressing über den Salat geben. Alles gründlich vermischen und kurz durchziehen lassen.

3. Inzwischen für die Fischbällchen das Rotbarschfilet kalt abspülen, trocken tupfen und in ca. 2 cm große Würfel schneiden. Fischwürfel, Semmelbrösel, Ei und restliche Petersilie in den Blitzhacker geben und zerkleinern, bis eine homogene Masse entstanden ist. Mit Salz und Pfeffer abschmecken.

4. Aus dem Fischteig 12 Bällchen mit je ca. 3 cm Durchmesser formen. Das Rapsöl in einer Pfanne erhitzen und die Fischbällchen darin rundherum bei mittlerer Hitze 5–7 Minuten braten. Warm oder kalt zum Salat servieren.

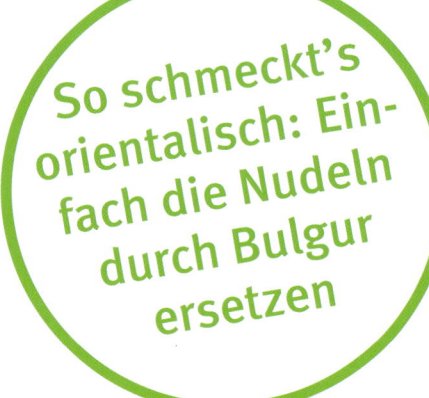

So schmeckt's orientalisch: Einfach die Nudeln durch Bulgur ersetzen

Orangen-Carpaccio mit Fenchel-Hähnchen

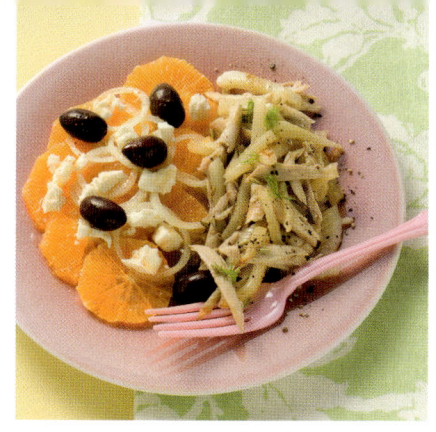

ZUTATEN FÜR 2 PERSONEN

Zubereitungszeit: ca. 25 Min.

Pro Portion: 1 Minus

2 Stücke gebratenes Hähnchen ohne Haut (z. B. Fleisch von 2 Keulen; je 250 g) | 1 kleine Fenchelknolle | 4 EL Olivenöl | 2 EL Weißweinessig | ½ TL Fenchelsamen | Salz, Pfeffer | 3 mittelgroße Orangen | 1 Zwiebel | ½ Packung Schafskäse (light) | 1 Handvoll schwarze Oliven ohne Stein | Cayennepfeffer

1. Das gebratene Hähnchenfleisch in mundgerechte Stücke zupfen. Den Fenchel waschen, längs vierteln und quer ohne Strunk in dünne Streifen scheiden. ½ EL Olivenöl in einer beschichteten Pfanne erhitzen und den Fenchel darin ca. 2 Min. bei starker Hitze und unter gelegentlichem Rühren rundherum anbraten.

2. In einer Schüssel 1 ½ EL Olivenöl mit 1 EL Weißweinessig und den Fenchelsamen verrühren. Mit Salz und Pfeffer abschmecken und mit dem Hähnchenfleisch und dem gebratenen Fenchel vermengen.

2. Von den Orangen die Schale samt der weißen Haut mit einem scharfen Messer dick abschneiden. Das Fruchtfleisch quer in dünne Scheiben schneiden, dabei den Saft auffangen.

3. Jeweils die eine Hälfte von 2 großen Tellern mit Orangenscheiben auslegen. Die Zwiebel schälen, in dünne Ringe schneiden und auf den Orangenscheiben verteilen. Den Schafskäse zerbröckeln und mit den Oliven auf das Orangen-Carpaccio streuen.

4. Für das Dressing den aufgefangenen Orangensaft mit dem restlichen Weißweinessig sowie dem restlichen Olivenöl verrühren und mit Salz und Cayennepfeffer abschmecken. Über das Carpaccio träufeln.

3. Zum Servieren das Fenchel-Hähnchen neben dem Carpaccio auf den noch freien Tellerhälften anrichten.

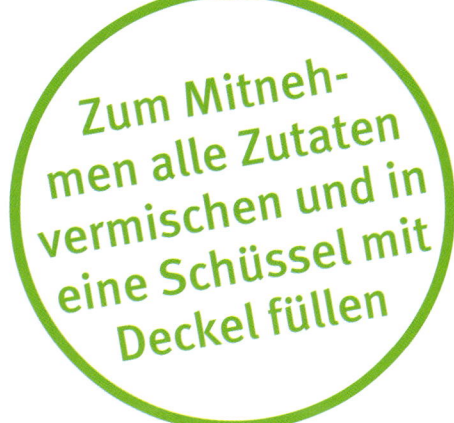

Zum Mitnehmen alle Zutaten vermischen und in eine Schüssel mit Deckel füllen

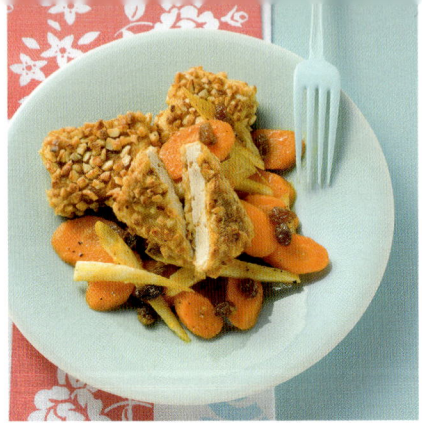

Orientalischer Möhren-salat mit Knuspertofu

ZUTATEN FÜR 2 PERSONEN
Zubereitungszeit: ca. 30 Min.
Pro Portion: 0
4 mittelgroße Möhren | Salz |
1 große Staude Chicorée | 1 Hand-voll Rosinen | 1 haselnussgroßes
Stück frischer Ingwer | 4 EL Rapsöl |
1 ½ TL Honig | je ¼ TL gemahlener
Kreuzkümmel und Koriander | ½ TL
gemahlene Kurkuma | Pfeffer |
1 Packung Tofu (300 g) | ½ Ei |
2 kleine Hände voll gehackte Man-deln | 1 TL Currypulver

1. Für den Salat die Möhren schälen, in ca. ½ cm dicke Scheiben schneiden und in 1 l kochendem Salzwasser ohne Deckel offen etwa 5 Minuten bei mittlerer Hitze bissfest kochen. In ein Sieb abgießen und abtropfen lassen.

2. Inzwischen den Chicorée waschen, putzen und die Blätter in ca. ½ cm breite Streifen schneiden. Möhren, Chicorée und Rosinen mischen.

2. Für das Dressing den Ingwer schälen und fein reiben. Mit 2 EL Öl, Honig, Kreuzkümmel, Koriander und Kurku-ma verrühren. Mit Salz und Pfeffer abschmecken. Ca. 15 Minuten vor dem Servieren über den Salat geben und gut untermischen.

3. Für den Knuspertofu den Tofu kurz abtropfen lassen, dann quer in sechs ca. 2 cm breite Scheiben schneiden. Das Ei in einem tiefen Teller verquir-len und leicht salzen. Die gehackten Mandeln mit dem Currypulver, Salz und Pfeffer ebenfalls in einem tiefen Teller mischen. Die Tofuscheiben zuerst im Ei, dann in den Mandeln wenden. Das restliche Öl in einer beschichteten Pfanne erhitzen und den Tofu darin bei schwacher bis mittlerer Hitze rundherum in 3–5 Minuten goldbraun anbraten. Den Tofu warm oder kalt auf dem Salat anrichten und servieren.

Fürs Büro Tofu und Salat ge-trennt einpacken und erst später vermischen

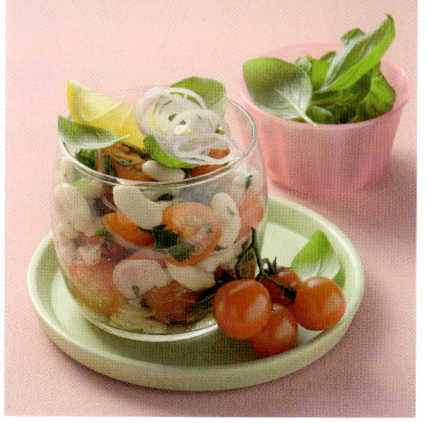

Orangen-Nudelsalat mit Rindersteak

ZUTATEN FÜR 2 PERSONEN

Zubereitungszeit: 30 Min.

Pro Portion: 1 Minus

¾ Tasse Vollkornnudeln (z. B. Fussili) | Salz | 3 EL Magerjoghurt | 5 EL Orangensaft | Pfeffer | 1 EL Butter | 250 g mageres Rindersteak | 1 Handvoll Rucola | 1 Handvoll Möhren | 1 Stange Staudensellerie | 1 Handvoll Cocktailtomaten

1. Für den Salat die Vollkornnudeln nach Packungsanleitung in reichlich Salzwasser al dente kochen. In ein Sieb abgießen und abkühlen lassen.

2. Für das Dressing den Joghurt mit dem Orangensaft verrühren und kräftig mit Salz und Pfeffer würzen.

3. Die Butter in einer beschichteten Pfanne erhitzen und das Rindersteak darin von beiden Seiten scharf anbraten. Die Hitze reduzieren und das Fleisch nach Geschmack fertig garen. In Streifen schneiden.

4. Rucola waschen, trocken schleudern und in mundgerechte Stücke zupfen. Die groben Stiele dabei entfernen. Möhren schälen und grob raspeln. Sellerie waschen und quer in feine Ringe schneiden. Cocktailtomaten waschen und vierteln. Mit den kalten Nudeln, den Rindfleischstreifen und dem Dressing vermischen.

Kirschtomaten-Bohnen-Salat

ZUTATEN FÜR 2 PERSONEN

Zubereitungszeit: 40 Min.

Pro Portion: 2 Minus

4 Hände voll Kirschtomaten | 1 Schalotte | 1 Dose große weiße Bohnenkerne (250 g Abtropfgewicht) | 1 Zitrone | Salz, Pfeffer, Zucker | 1 EL Olivenöl | 1 Knoblauchzehe | 1 Bund Petersilie | ½ Bund Basilikum

1. Kirschtomaten abspülen und halbieren. Schalotten schälen und in Ringe schneiden. Bohnen in ein Sieb gießen, abspülen und abtropfen lassen. Tomaten, Schalotten und Bohnen mischen.

2. Für das Dressing die Zitrone auspressen und den Saft mit Salz, Pfeffer, etwas Zucker und Öl verrühren. Den Knoblauch schälen und dazu pressen. Petersilien- und Basilikumblättchen abzupfen, grob hacken; unterrühren.

3. Dressing unter den Salat mischen und diesen ca. 30 Minuten ziehen lassen. Dann ein letztes Mal abschmecken.

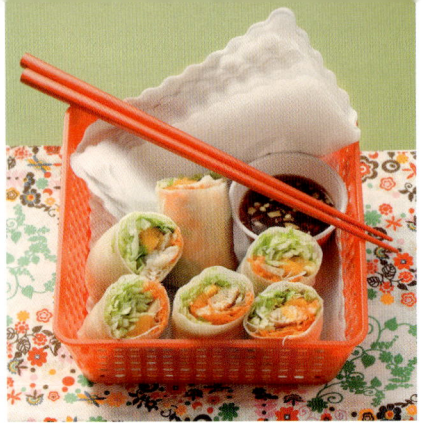

Glücksrollen mit Mango und Räucherforelle

ZUTATEN FÜR 2 PERSONEN
Zubereitungszeit: ca. 30 Min.
Pro Portion: 0
2–3 Blätter Eisbergsalat | $\frac{1}{2}$ Mango | 1 mittelgroße Möhre | 2 Räucher-forellenfilets (à 250 g) | 8 Reisteig-blätter für Frühlingsrollen | 1 Knob-lauchzehe | 1 frische rote Chilischo-te | 2 TL Honig | 2 EL Reisessig | $\frac{1}{2}$–1 TL helle Sojasauce

1. Die Salatblätter waschen, trocken schleudern und in feine Streifen schneiden. Die Mangohälfte schälen, das Fruchtfleisch erst vom Stein, dann in schmale Streifen schneiden. Die Möhre schälen und fein raspeln. Die Räucherforellenfilets in 8 mundge-rechte Stücke schneiden.

2. Die Reisteigblätter in kaltem Wasser einweichen. Inzwischen für den Dip den Knoblauch schälen und hacken. Die Chilischote waschen, längs hal-bieren und fein würfeln. Wer es nicht ganz so scharf mag, entfernt vorher

die Kerne. Knoblauch, Chili, Honig und Reisessig verrühren und mit Sojasauce abschmecken.

3. Die Reisteigblätter trocken tupfen und im unteren Drittel mit je $\frac{1}{8}$ des Salats, der Mangostreifen, der Möh-renraspel und der Forellenfilets bele-gen. Dabei ca. 4 cm an den Rändern freilassen. Die Seitenränder nach innen über die Füllung schlagen und die Blätter vom unteren Rand her nach oben vorsichtig, aber straff auf-rollen. Die fertigen Glücksrollen mit dem Chilidip servieren.

Fruchtig-scharfe Kürbissuppe

ZUTATEN FÜR 2 PERSONEN
Zubereitungszeit: 25 Min.
Pro Portion: 1 Minus
$\frac{1}{2}$ kleiner Hokkaido-Kürbis | $\frac{1}{2}$ Man-go | 1 Glas Orangensaft | 1 cm lan-ges Stück frische Peperoni | Salz, Pfeffer | Crema di Balsamico

1. Kürbis entkernen, schälen und in große Stücke schneiden. In einem kleinen Topf mit 1 Glas Wasser ca. 10–15 Minuten weich kochen.

2. Mango schälen und das Fruchtfleisch in Stücken vom Stein schneiden. Mit dem Orangensaft und der Peperoni zum Kürbis geben. Alles mit dem Stab-mixer pürieren. Salzen, pfeffern und mit Crema di Balsamico garnieren.

Papaya-Gurken-Suppe mit Räucherlachs

ZUTATEN FÜR 2 PERSONEN
Zubereitungszeit: ca. 25 Min.
Pro Portion: 1 Minus
½ kleine Papaya | ½ Salatgurke | ½ –1 rote Chilischote | 1 ½ Gläser Kefir (fettarm) | Salz, Pfeffer | 1 TL Honig | 4 Scheiben Weißbrot | 2 EL Frischkäse mager (0,2 % Fett) | ½ TL Currypulver | 2 Scheiben Räucherlachs

1. Mit einem Löffel die Kerne aus der Papaya kratzen, die Frucht schälen und das Fruchtfleisch würfeln. Die Gurke schälen, längs halbieren, ebenfalls mit einem Löffel die Kerne herauskratzen und das Fruchtfleisch fein würfeln. 2 EL davon beiseitestellen. Chili waschen, längs halbieren und ohne Kerne fein würfeln.

2. Papaya-, Gurken- und Chiliwürfel mit dem Kefir in einen Mixbecher geben und mit dem Stabmixer fein pürieren. Die Suppe mit Salz, Pfeffer und Honig abschmecken und kalt stellen.

3. Kurz vor dem Servieren das Weißbrot toasten. Frischkäse mit Currypulver verrühren und auf die Brote streichen. Die Suppe auf zwei tiefe Teller verteilen. Den Räucherlachs in feine Streifen schneiden und mit den verbliebenen Gurkenwürfelchen auf die Suppe streuen. Die Brote dazu reichen.

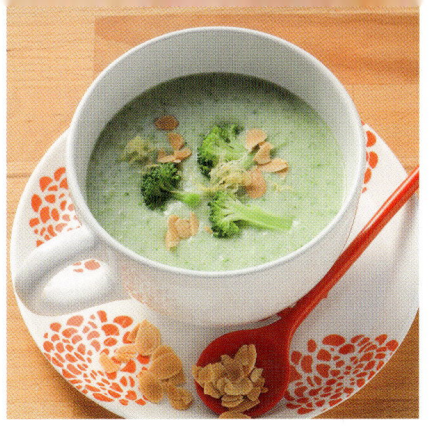

Brokkolisuppe

ZUTATEN FÜR 2 PERSONEN
Zubereitungszeit: 25 Min.
Pro Portion: 2 Minus
1 Brokkoli | 2 mittelgroße Kartoffeln | 2 Gläser Gemüsebrühe | 2 Gläser Buttermilch | Salz, Pfeffer | 2 EL Mandelblättchen | 1 Tomate | Schale und Saft von ½ Zitrone

1. Brokkoli putzen, waschen und in Röschen teilen. Strunk würfeln. Kartoffeln schälen und klein schneiden. Brühe zum Kochen bringen. Brokkoli und Kartoffeln bei geschlossenem Deckel etwa 10 Minuten darin weich garen.

3. Mandeln ohne Fett in einer Pfanne anrösten. Tomate kreuzweise einschneiden, kurz in kochendes Wasser geben, wieder herausheben und häuten. Vierteln und entkernen.

4. Einige Brokkoliröschen aus dem Topf fischen. Die restliche Suppe mit Buttermilch, Zitronensaft und -schale pürieren. Salzen und pfeffern. Vor dem Servieren mit Brokkoliröschen, Tomaten und Mandeln garnieren.

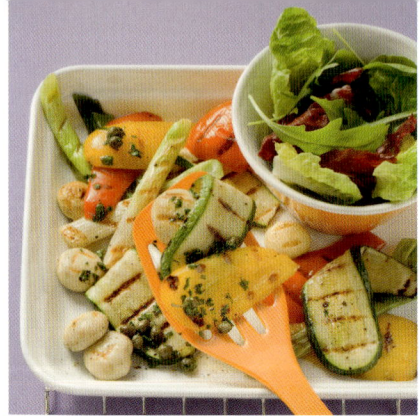

Gegrilltes Gemüse

ZUTATEN FÜR 2 BIS 4 PERSONEN
Zubereitungszeit: 30 Min.
Pro Portion: 3 Minus

1 kleiner Zucchino | je 1 gelbe und rote Paprikaschote | ½ Bund Frühlingszwiebeln | 1 Handvoll Champignons | 3 EL Olivenöl | Salz, Pfeffer | 3 Hände voll gemischte Blattsalate (z. B. Rucola, Radicchio und Romana) | 2 EL Weinessig | 1 EL kleine Kapern | ½ Bund Petersilie

1. Den Backofengrill vorheizen. Das Gemüse waschen und putzen. Den Zucchino der Länge nach in 1 cm dicke Scheiben, die Paprikaschote in Streifen schneiden. Die Frühlingszwiebeln längs vierteln, die Pilze ganz lassen oder halbieren, je nachdem wie groß sie sind.

2. Das so vorbereitete Gemüse mit 2 EL Olivenöl, Salz und Pfeffer auf einem tiefen Backblech vermischen und so darauf verteilen, dass nichts aufeinander liegt. Unter den heißen Grillschlangen ca. 15 Minuten grillen.

Zwischendurch das Blech zweimal herausholen und das Gemüse gut durchrühren. In den letzten 5 Minuten das Blech auf der höchsten Schiene einschieben.

3. Während das Gemüse im Ofen grillt, die Salate waschen, gründlich trocken schleudern und in mundgerechte Stücke zupfen.

4. Essig, Salz, Pfeffer und das verbliebene Öl in einem Schälchen mit der Gabel kräftig durchrühren, bis die Sauce cremig wird. Kapern abtropfen lassen. Petersilie waschen, trocken schütteln und fein hacken. Beides mit gut der Hälfte der Sauce unter den Salat mischen.

5. Den Salat auf zwei Teller verteilen. Das warme Grillgemüse dazu legen und die restliche Sauce darüber träufeln.

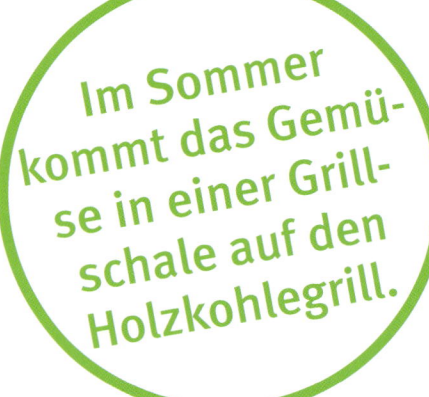

Im Sommer kommt das Gemüse in einer Grillschale auf den Holzkohlegrill.

Gemüse-Erdnuss-Curry mit Naturreis

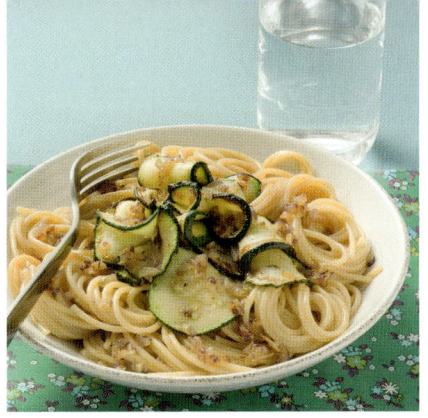

ZUTATEN FÜR 2 PERSONEN
Zubereitungszeit: ca. 25 Min.
Pro Portion: 1 Minus
¼ Hokkaido-Kürbis (ersatzweise
2 mittelgroße Möhren) | 1 Zwiebel |
2 Hände voll Austernpilze | 2 EL
Rapsöl | 1–1 ½ TL scharfe rote
Currypaste | 2 Hände voll TK-Blatt-
spinat (ca. 150 g) | 1 Glas Kokos-
milch (Dose) | 2 EL Erdnussbutter
mit Stückchen | Salz | 2 faustgroße
Portionen gekochter Naturreis

1. Den Kürbis waschen, entkernen,
schälen und in ca. 2 cm große Würfel
schneiden. Ersatzweise Möhren
schälen, längs und quer halbieren
und in Stifte schneiden. Zwiebel schälen und klein würfeln. Pilze putzen und
in 1–2 cm breite Scheiben schneiden.

2. Das Öl in einer Pfanne oder im Wok
erhitzen und die Zwiebeln mit der
Currypaste darin ca. 1 Min. anbraten.
Kürbis bzw. Möhren und den unauf-
getauten Spinat dazugeben. Alles bei
mittlerer Hitze 5 Min. anbraten. Die
Pilze zugeben und 3 Min. mitbraten.
Kokosmilch dazugießen, aufkochen
lassen. Die Erdnussbutter unterrühren
und das Curry bei schwacher Hitze
ohne Deckel 5 Minuten leise kochen.
Mit Salz und Currypaste abschmecken
und mit heißem Naturreis servieren.

Zucchini-Pasta

ZUTATEN FÜR 2 PERSONEN
Zubereitungszeit: 20 Min.
Pro Portion: 1 Minus
Salz | 150 g Vollkornspaghetti |
4 Zucchini | 1 kleine rote Zwiebel |
1 Knoblauchzehe | 1 EL Olivenöl |
Pfeffer

1. In einem großen Topf reichlich Salzwasser zum Kochen bringen und die
Spaghetti nach Packungsanleitung
darin al dente kochen.

2. Währenddessen die Zucchini waschen,
putzen und in dünne Scheiben schneiden. Zwiebel und Knoblauchzehe
schälen und in feine Würfel schneiden.

3. Olivenöl in einer beschichteten Pfanne
erhitzen. Die Knoblauch- und Zwiebel-
würfelchen darin glasig dünsten. Die
Zucchini zugeben und unter regelmä-
ßigem Wenden garen, bis sie leicht
braun werden. Zum Schluss mit Salz
und Pfeffer würzen.

4. Spaghetti abgießen und in der Pfanne
mit den Zucchini vermischen.

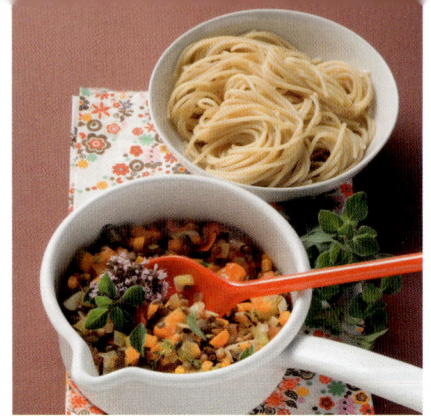

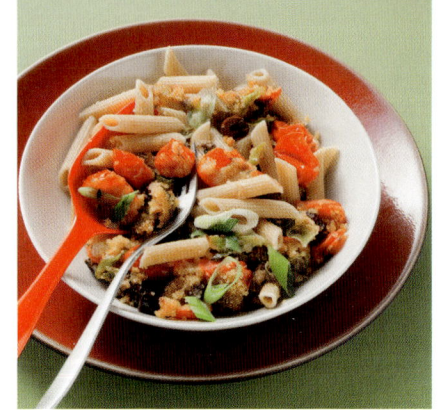

Vegetarische Spaghetti Bolognese

ZUTATEN FÜR 2 PERSONEN
Zubereitungszeit: 40 Min.
Pro Portion: 2 Minus

3 Stangen Staudensellerie | 1 Lauch-stange | 2 Möhren | 4–5 Tomaten | 1 kleine Schalotte | 1 Knoblauch-zehe | 1 EL Öl | 8 EL Linsen (Dose) | 1 Glas Gemüsebrühe | 1 Handvoll italienische Kräuter, z. B. Thymian, Rosmarin, Oregano | 1 Lorbeerblatt | Salz, Pfeffer | 150 g Vollkornspaghetti

1. Sellerie, Lauch, Möhren, Tomaten, Schalotte und Knoblauch waschen bzw. schälen und klein würfeln.

2. Öl in einem großen Topf erhitzen, Knoblauch und Schalotte darin glasig andünsten. Restliches Gemüse und Linsen hinzugeben. Brühe angießen. Kräuter und Lorbeerblatt zufügen und mit Salz und Pfeffer abschmecken. 30 Minuten leise kochen lassen.

3. Spaghetti in reichlich kochendem Salzwasser nach Packungsanleitung al dente garen. Zur Bolognese reichen.

Pasta siciliana

ZUTATEN FÜR 2 PERSONEN
Zubereitungszeit: ca. 30 Min.
Pro Portion: 1 Minus

4 faustgroße Portionen Vollkorn-Penne (150 g Rohgewicht) | Salz | 20 Datteltomaten | 1 Bund Früh-lingszwiebeln | 4 in Salz eingelegte Sardellenfilets | 1 Handvoll schwar-ze Oliven ohne Stein | 1 Handvoll Semmelbrösel | 1 TL getrocknete Kräuter der Provence | 4 EL Olivenöl | 1 Knoblauchzehe | Pfeffer

1. Die Penne in reichlich kochendem Salzwasser nach Packungsanleitung al dente garen. In ein Sieb gießen, abtropfen lassen und zurück in den Nudeltopf geben.

2. Inzwischen den Backofen auf 220° vorheizen. Die Tomaten waschen, halbieren und mit der Schnittfläche nach oben in eine feuerfeste Form legen. Frühlingszwiebeln waschen, putzen und in dünne Ringe schneiden. Sardellen fein hacken, Oliven in dünne Ringe schneiden.

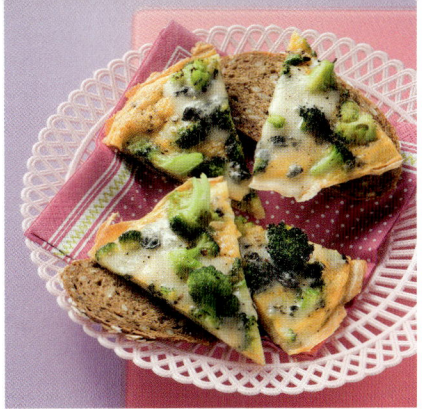

3. Frühlingszwiebeln, Sardellen, Olivenringe, Semmelbrösel und Kräuter der Provence mit 2 EL Olivenöl mischen. Den Knoblauch schälen und dazupressen. Die Bröselmasse mit Salz und Pfeffer abschmecken.

4. Die Bröselmasse auf den Tomatenhälften verteilen, das restliche Olivenöl darüberträufeln und die Tomaten im heißen Ofen auf mittlerer Schiene 10–15 Minuten überbacken.

5. Die gratinierten Tomaten mit den Nudeln im Topf mischen, auf zwei Teller verteilen und servieren.

Für noch mehr Italienfeeling: ½ Bund gehacktes Basilikum auf die Pasta geben

Brokkoli-Frittata

ZUTATEN FÜR 2 PERSONEN
Zubereitungszeit: ca. 20 Min.
Pro Portion: 0
4 Hände voll Brokkoliröschen (frisch oder TK) | 4 Eier | Salz, Pfeffer | 2 EL Rapsöl | 40 g Gorgonzola | 4 Scheiben Vollkornbrot

1. Die Brokkoliröschen je nach Größe noch etwas zerkleinern (TK-Ware vorher auftauen). Die Eier verquirlen und mit Salz und Pfeffer würzen.

2. Für die Frittata das Rapsöl in einer beschichteten Pfanne erhitzen und den Brokkoli darin ca. 2 Min. bei mittlerer Hitze und unter gelegentlichem Rühren anbraten. Die Eier darübergeben und bei schwacher Hitze zugedeckt in 5–7 Minuten stocken lassen. Den Gorgonzola würfeln und auf die Frittata streuen. Den Deckel auf die Pfanne setzen, bis der Käse geschmolzen ist.

3. Die Frittata halbieren, auf zwei Tellern anrichten und mit je 2 Scheiben Vollkornbrot servieren.

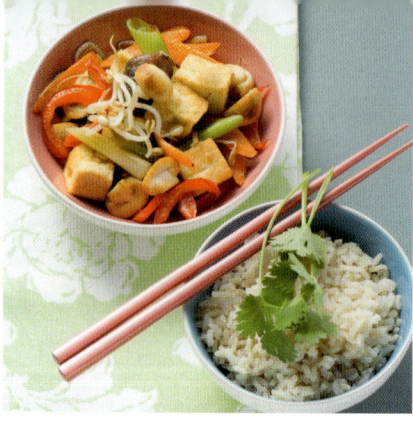

Asiapfanne mit Reis

ZUTATEN FÜR 2 PERSONEN
Zubereitungszeit: 25 Min.
Pro Portion: 3 Minus
½ Tasse Vollkornreis | 1 faustgroßes
Stück Tofu | 1 Handvoll Champignons
| 3 Möhren | 1 Paprikaschote |
1 Handvoll frische Sojasprossen |
4 Frühlingszwiebeln | 1 daumen-
großes Stück Ingwer | 3 Hände voll
frischer Koriander | 2 EL Sesamöl |
5 EL Sojasauce

1. Den Vollkornreis in Salzwasser nach
Packungsanleitung garen.

2. Tofu in ca. 1 cm große Würfel schneiden. Champignons waschen und vierteln. Möhren schälen und schräg in
sehr dünne Scheiben schneiden oder
hobeln. Paprikaschote halbieren,
waschen, putzen und in feine Streifen schneiden. Sojasprossen kalt
abbrausen und abtropfen lassen.
Frühlingszwiebeln waschen, putzen,
der Länge nach vierteln und in 4 cm
lange Streifen schneiden. Ingwer schälen und würfeln. Koriander hacken.

3. Wok oder Pfanne erhitzen, erst dann
das Sesamöl zugeben. Möhren, Paprikaschoten, Tofu, Zwiebeln, Pilze und
Sojasprossen in dieser Reihenfolge
nacheinander unter ständigem Rühren im heißen Wok anbraten. Sojasauce und Ingwer hinzugeben. Den
Wok von der Platte nehmen, damit
das Gemüse noch Biss behält.

4. Das Wok-Gemüse mit dem gegarten
Reis in getrennten Schälchen anrichten. Kurz vor dem Servieren mit
frischem Koriander bestreuen.

Pfannkuchen mit Kräuter-Gemüse

ZUTATEN FÜR 2 PERSONEN
Zubereitungszeit: ca. 20 Min.
Pro Person: 0
8 ½ EL Dinkel-Vollkornmehl | 1 Ei |
Salz | 100 ml Mineralwasser |
1 mittelgroßer Kohlrabi | 2 mittel-
große Möhren | ¼ dünne Lauch-
stange | 4 EL Öl | 100 ml Gemüse-
brühe | 2 EL Kräuterfrischkäse |
Salz , Pfeffer | 2 EL Pinienkerne

1. 8 EL Dinkel-Vollkornmehl mit dem Ei,
1 Prise Salz und dem Mineralwasser
zu einem glatten Pfannkuchenteig
verschlagen. Ungefähr 10 Minuten
quellen lassen.

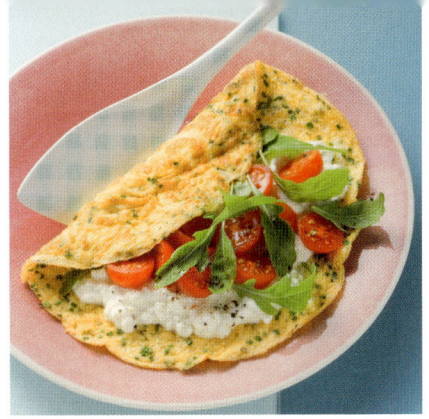

2. Inzwischen den Kohlrabi schälen, achteln und quer in dünne Scheiben schneiden. Die Möhren schälen und in ca. ½ cm dicke Scheiben schneiden. Den Lauch putzen, längs halbieren, quer in ca. 1 cm breite Streifen schneiden, waschen und in einem Sieb gut abtropfen lassen.

3. In einem Topf 1 EL Öl erhitzen. Kohlrabi, Möhren und Lauch hineingeben und ca. 3 Min. bei mittlerer Hitze darin anbraten. Mit dem restlichen Dinkel-Vollkornmehl bestäuben. Die Gemüsebrühe dazugießen und alles einmal aufkochen. Den Frischkäse unterrühren, die Hitze reduzieren und das Gemüse auf kleiner Flamme ca. 5 Min. leise kochen lassen. Mit Salz und Pfeffer abschmecken.

3. In einer großen Pfanne 1 ½ EL Öl erhitzen. Die Hälfte des Pfannkuchenteigs hineingießen und die Pfanne schwenken, um ihn zu verteilen. Den Pfannkuchen bei mittlerer Hitze pro Seite ca. 2 Min. goldbraun braten. Aus der Pfanne nehmen und warm stellen. Das restliche Öl in die Pfanne geben und einen zweiten Pfannkuchen backen.

4. Die Pininenkerne ohne Fett goldgelb rösten. Jeden Pfannkuchen auf einen Teller legen. Jeweils die Hälfte der Gemüsemischung darauf verteilen und mit je 1 EL Pinienkernen bestreuen. Die Pfannkuchen über der Füllung zusammenschlagen und sofort servieren.

Gefülltes Omelett

ZUTATEN FÜR 2 PERSONEN
Zubereitungszeit: 20 Min.
Pro Portion: 0
1 Handvoll Rucola | 2 Hände voll Cocktailtomaten | 2 Eier | 4 EL Milch | 1 EL Schnittlauchröllchen | 1 TL Butter | 4 TL Cottage Cheese

1. Rucola waschen, trocken schleudern und in Stücke zupfen. Die Cocktailtomaten waschen und halbieren.

2. Eier mit Milch in Rührbecher verquirlen und pfeffern. Die Schnittlauchröllchen dazugeben.

2. Die Butter in einer Pfanne erhitzen. Eimasse hinzugeben und bei geringer Hitze stocken lassen. Wenn die Oberfläche fest ist, das Omelett vorsichtig wenden. Anschließend salzen.

3. Das Omelett auf einen großen Teller rutschen lassen. Mit Cottage Cheese bestreichen und Cocktailtomaten sowie Rucola darauf verteilen. Das Omelette zur Hälfte umklappen und möglichst heiß servieren.

Abendessen auf leichte Art

Salat und Suppe sind, wie schon in der Mittagspause, auch am Abend schlanke Sattmacher. Allerdings reagieren manche Menschen zu dieser Stunde auf Rohkost eher empfindlich. Leichte Gemüsegerichte sind in diesem Fall sicher magenfreundlicher. Nutzen Sie doch aber auch einmal die Gelegenheit, dass Sie jetzt mehr Zeit zum Kochen haben und wagen Sie sich an Fleisch und Fisch. Keine Angst, die Rezepte auf den folgenden Seiten sind auch für »Küchenkinder« problemlos machbar. Das Beste aber ist: Weil Fleisch und Fisch viel Eiweiß enthalten, kurbeln sie die Fettverbrennung in der Nacht noch einmal richtig an – so, als würden Sie mit einem Blasebalg die müde vor sich hin glühenden Kohlen noch einmal richtig zum Lodern bringen. Und wie könnte man noch einfacher abnehmen als im Schlaf? Eben!

Wenn Sie abends lieber kalt essen und eine deftige Brotzeit Eintopf und Co. vorziehen, helfen folgende Schlank-Tipps: Wählen Sie Vollkornbrot oder Vollkornknäckebrot. Das enthält zwar auch Kohlenhydrate, aber eben auch jede Menge Eiweiß und Ballaststoffe. Streichen Sie statt Butter besser Senf, Quark, fettarmen Frischkäse oder Tomatenmark aufs Brot. Darauf kommen dann 2 Scheiben Käse oder magere Wurst (siehe Tabellen Seite 44 ff. und 50 ff.) und dazu eine Handvoll Minus-Gemüse oder -Obst nach Wahl – schon haben Sie eine 0-Mahlzeit. Essen Sie noch eine Portion Grünzeug dazu, kommen Sie sogar auf ein »Minus«. Was, Sie können sich nicht vorstellen, wie Sie so viel Gemüse essen sollen? Es geht doch ganz einfach: Schneiden Sie es in Scheiben und legen Sie es mit aufs Brot. Knabbern Sie Gemüsesticks. Zaubern Sie einen schnellen Salat, zum Beispiel aus ¼ Gurke, 1 Tomate, ½ Paprikaschote und 20 g Light-Schafskäse. Das Gemüse nur waschen, putzen und in Würfel schneiden. Mit dem zerbröckelten Käse, einem Schuss Balsamico-Essig sowie Salz, Pfeffer und frischen Kräutern mischen – fertig! Obst können Sie pur essen oder klein schnippeln und in einen Becher Magerjoghurt rühren oder pürieren oder...

Und nicht vergessen: Dieselbe Bilanz wie mit Gemüse erreichen Sie auch, wenn Sie zum Brot stilles Wasser trinken: Ein halber Liter gibt ein »Minus«, ein ganzer schon zwei. Ja wenn das so ist, dann Prost!

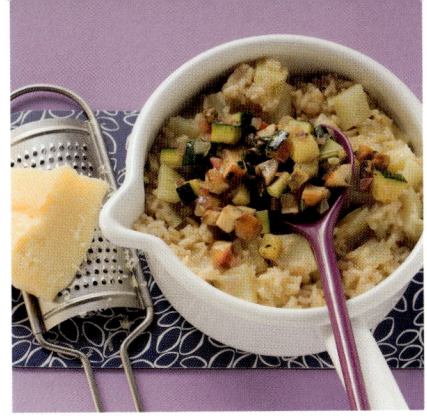

Risotto mit Zucchiniragout

ZUTATEN FÜR 2 PERSONEN
Zubereitungszeit: 45 Min.
Pro Portion: 1 Minus

1 Knoblauchzehe | 2 rote Zwiebeln |
1 Fenchelknolle | 1 EL Olivenöl |
$\frac{1}{2}$ Tasse Vollkornreis | $\frac{1}{2}$ Glas Weiß-
wein | $\frac{1}{2}$ l Gemüsebrühe | 1 mittel-
großer Zucchino | 1 Handvoll braune
Champignons | 2 Zweige Rosmarin |
1 TL Butter | Salz, Pfeffer | 2–3 EL
frisch geriebener Parmesan

1. Den Koblauch und 1 Zwiebel schälen
und in sehr feine Würfel schneiden.
Fenchel waschen. Die Stielansätze
entfernen und den harten Strunk keil-
förmig herausschneiden. Fenchel in
1 cm große Stücke würfeln.

2. Das Olivenöl in einem Topf erhitzen,
die Zwiebeln und den Knoblauch
darin unter Rühren glasig dünsten.
Den Vollkornreis dazugeben und
unter ständigem Rühren kurz mit
anrösten. Mit Weißwein und Gemüsebrühe ablöschen und die Fenchelwür-
fel zugeben. Den Deckel auf den Topf
setzen und den Risotto auf kleiner
Flamme 35–40 Minuten leise kochen
lassen. Dabei gelegentlich umrühren
und eventuell noch Wasser zugeben,
damit der Risotto nicht anbrennt.
Wenn der Reis gar ist, sollte gerade
noch so viel Flüssigkeit im Topf sein,
dass es eine cremige Masse gibt.

3. Während der Risotto gart, den Zucchino waschen, putzen und in kleine
Würfel schneiden. Die Champignons
kurz waschen oder mit einem Tuch
abreiben und ebenfalls klein würfeln.
Die verbliebene Zwiebel schälen und
fein würfeln. Rosmarinnadeln vom
Zweig zupfen und fein hacken.

4. Die Butter in der beschichteten Pfanne erhitzen und die Zwiebel darin
glasig dünsten. Zucchini- und Cham-
pignonwürfel hinzugeben und bei
mittlerer Hitze weich schmoren. Mit
Rosmarin, Pfeffer und Salz würzen.

5. Geriebenen Parmesan unter den heißen Risotto ziehen und das Zucchini-
ragout darauf geben. Sofort servieren.

Servieren Sie Risotto immer ganz heiß, er wird sonst schnell matschig.

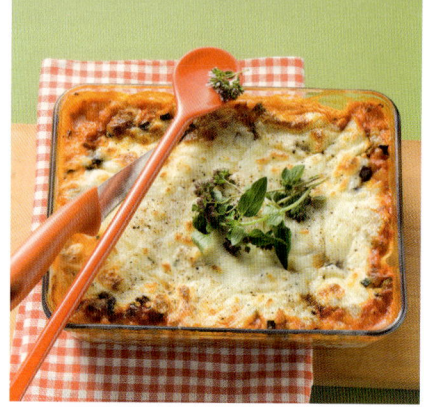

Vegetarische Lasagne

ZUTATEN FÜR 2 PERSONEN
Zubereitungszeit: 50 Min.
Pro Portion: 1 Minus

2 TL Mehl | 1 Glas Magermilch |
Salz, Pfeffer, geriebene Muskatnuss |
1 Knoblauchzehe | 1 Handvoll italie-
nische Kräuter, z. B. Oregano, Thymi-
an, Rosmarin | 1 Dose Pizzatomaten |
$\frac{1}{2}$ Aubergine | 1 Zucchino | 1 Hand-
voll Champignons | 1 Kugel Mozza-
rella (light) | 1 EL Frischkäse (fett-
arm, 0,3 %) | 4 Lasagneplatten

1. Für die Béchamelsauce das Mehl in
4 EL Milch glatt rühren. Die restliche
Milch zum Kochen bringen, das auf-
gelöste Mehl hinzugeben und alles
kurz aufkochen lassen, bis es andickt.
Béchamelsauce mit Salz, Pfeffer und
Muskatnuss kräftig abschmecken.

2. Für die Tomatensauce den Knoblauch
schälen und fein hacken. Die Kräuter
vom Stiel lösen, fein hacken und mit
den Pizzatomaten und dem Knoblauch
vermischen. Anschließend kräftig salzen und pfeffern.

3. Den Backofen auf 250° vorheizen.
Aubergine und Zucchino waschen,
putzen und in kleine Würfel schneiden. Champignons waschen oder mit
einem Tuch abreiben und je nach
Größe halbieren oder vierteln. Mozzarella abtropfen lassen und in Würfel schneiden.

4. Eine kleine Auflaufform mit dem fettarmen Frischkäse bestreichen. Den
Boden der Form mit 2 Lasagneplatten
auslegen und die Hälfte der Tomatensauce darüber geben. Mit der Hälfte
des Gemüses bedecken. Die Hälfte
der Béchamelsauce darüber geben.
Die beiden anderen Lasagneplatten
auflegen und die restliche Tomatensauce darauf verteilen. Das verbliebene Gemüse und den Rest Béchamelsauce darüber geben. Mit Mozza-
rellawürfeln bestreuen.

5. Einen Deckel auf die Auflaufform setzen oder die Form mit Alufolie bedecken. Die Lasagne im heißen Ofen
20 Minuten backen. Den Deckel bzw.
die Alufolie entfernen und weitere
5 Minuten backen, bis der Mozzarella
schön goldgelb wird.

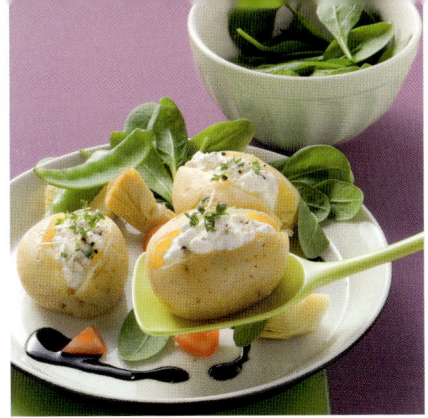
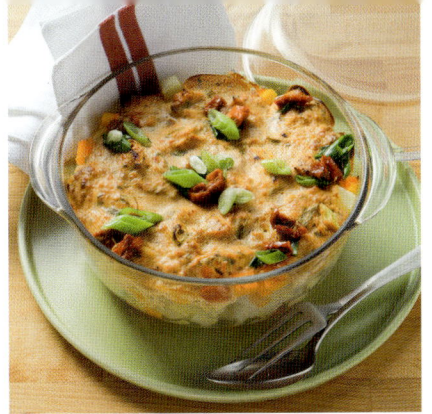

Geschummelte Ofenkartoffeln

ZUTATEN FÜR 2 PERSONEN
Zubereitungszeit: 20 Min.
Pro Portion: 1 Minus
6 Kartoffeln | 2 Hände voll Feldsalat | 2 kleine Tomaten | 1 Handvoll Zuckererbsenschoten | 4 Artischockenherzen | 6 EL fettarmer Cottage Cheese | Salz, Pfeffer | 6 TL Kresse | 3 EL Buttermilch | 2 EL Balsamico-Essig

1. Kartoffeln waschen, mehrmals einstechen und 5–10 Minuten bei maximaler Wattzahl in die Mikrowelle geben.

2. Feldsalat, Tomaten und Zuckererbsen waschen und putzen. Erbsen 2 Minuten in kochendem Wasser blanchieren. Tomaten und Artischocken würfeln.

3. Kartoffeln auf zwei Teller verteilen. Aufschneiden, mit Cottage-Cheese füllen. Salz, Pfeffer und Kresse aufstreuen.

4. Feldsalat mit Artischocken, Erbsen und Tomaten mischen. Buttermilch und Balsamico verrühren, salzen und pfeffern. Über den Salat träufeln.

Mediterraner Gemüseauflauf

ZUTATEN FÜR 2 PERSONEN
Zubereitungszeit: 30 Min.
Pro Portion: 2 Minus
3 Kartoffeln | 2 Möhren | 1 Kohlrabi | 1 Handvoll Tomaten | 3 Frühlingszwiebeln | 4 getrocknete Tomaten in Öl | 3 EL Frischkäse (fettarm, 0,3 %) | 1 EL Magerjoghurt | 1 TL gehackter Rosmarin | Salz, Pfeffer | 8 EL Milch

1. Backofen auf 200° vorheizen. Kartoffeln, Möhren und Kohlrabi schälen, klein würfeln und in Salzwasser bissfest kochen. Tomaten waschen und würfeln. Frühlingszwiebeln waschen, putzen und in Ringe schneiden.

2. Getrocknete Tomaten abtropfen und klein würfeln. Frischkäse und Joghurt mischen, getrocknete Tomaten und Rosmarin zugeben. Mit dem Stabmixer fein pürieren. Salzen und pfeffern.

3. Tomatenfrischkäse mit Milch verrühren und mit dem Gemüse mischen. In eine verschließbare Auflaufform geben und ca. 15 Minuten backen.

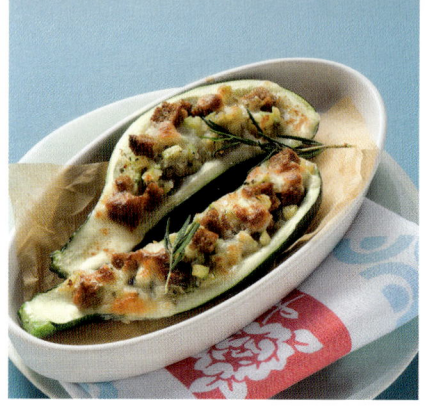

Italienische Zucchinischiffchen

ZUTATEN FÜR 2 PERSONEN
Zubereitungszeit: 45 Min.
Pro Portion: 1 Minus

1 großer Zucchino | 1 Knoblauchzehe | 1 kleine Schalotte | 2 Scheiben Vollkornbrot | 2 EL Öl | Salz, Pfeffer | 2 Zweige Rosmarin | 2 EL frisch geriebener Parmesan

1. Den Backofen auf 200° vorheizen. Zucchino waschen, halbieren und mit einem Löffel aushöhlen. Das Fruchtfleisch klein würfeln. Knoblauch und Schalotte schälen und fein hacken. Vollkornbrot klein würfeln.

2. In einer beschichteten Pfanne 1 EL Öl erhitzen. Die Brotwürfel hinzugeben und so lange rösten, bis sie zart gebräunt und knusprig sind. In einem Schälchen zur Seite stellen.

3. Nochmals 1 EL Öl in die Pfanne geben. Schalotten und Knoblauch darin glasig andünsten. Das Zucchinifleisch dazugeben und kurz mit an-

braten. Kräftig salzen und pfeffern. Die Nadeln vom Rosamarin zupfen, fein hacken und über das Zucchinifleisch geben.

4. Die ausgehöhlten Zucchinischiffchen in eine mit Backpapier ausgelegte Auflaufform legen. Mit der Zucchinimasse befüllen. Brotwürfel darüber geben und alles mit geriebenem Parmesan bestreuen. Im heißen Ofen ca. 30 Minuten goldgelb backen.

Paprika-Reis-Pfanne mit Tatarfrikadellen

ZUTATEN FÜR 2 PERSONEN
Zubereitungszeit: ca. 50 Min.
Pro Portion: 1 Minus

1 Zwiebel | je 1 kleine rote und gelbe Paprikaschote | 2 faustgroße Portionen Rindertatar (ca. 300 g) | Salz, Pfeffer | 2 EL Olivenöl | 1 EL Tomatenmark | 1 Tasse Naturreis | 1 Schüssel Gemüsebrühe | 1 TL edelsüßes Paprikapulver | $\frac{1}{4}$ TL rosenscharfes Paprikapulver

1. Zwiebel schälen und klein würfeln. Paprikaschoten vierteln, putzen, waschen und quer in schmale Streifen schneiden. Rindertatar mit Salz und Pfeffer würzen und mit angefeuchteten Händen ca. 14 Bällchen formen.

2. Das Olivenöl in einer Pfanne erhitzen und die Mini-Frikadellen darin bei mittlerer Hitze ca. 5 Minuten rundherum anbraten. Aus der Pfanne nehmen und warm stellen. Zwiebelwürfel, Paprikastreifen und Tomatenmark in die Pfanne geben und ca. 2 Minuten anschwitzen. Den Naturreis dazugeben und 1 Minute mitbraten. Die Hälfte der Gemüsebrühe dazugießen. Bei schwacher Hitze ohne Deckel sanft kochen, bis der Reis die Flüssigkeit völlig aufgesogen hat. Die restliche Brühe angießen und alles zugedeckt bei schwacher Hitze 10–15 Minuten auf kleiner Flamme weiterkochen, bis der Reis gar und die Brühe komplett verkocht ist.

3. Die Reispfanne mit Salz, Pfeffer und Paprikapulver herzhaft abschmecken. Die Frikadellen obenauf setzen und in der Pfanne servieren.

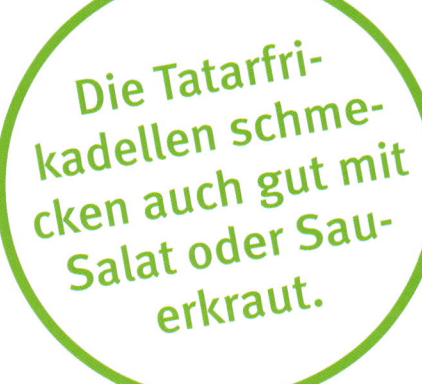

Die Tatarfrikadellen schmecken auch gut mit Salat oder Sauerkraut.

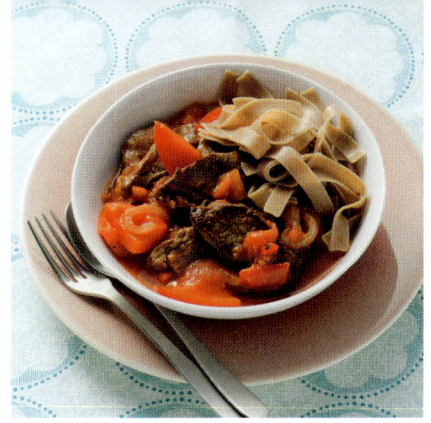

Tomaten-Paprika-Sugo mit Rindfleischstreifen

ZUTATEN FÜR 2 PERSONEN
Zubereitungszeit: 45 Min.
Pro Portion: 1 Minus
2 handgroße Stücke Rinderminutensteaks (ca. 250g) | **1 rote Zwiebel** | **2 rote Paprikaschoten** | **6 Tomaten** | **½ frische Peperoni** | **2 TL Olivenöl** | **Salz** | **150 g Vollkornbandnudeln**

1. Minutensteaks in 1 cm breite Streifen schneiden. Zwiebel schälen, halbieren und in feine Ringe schneiden. Paprikaschoten und Tomaten putzen, waschen und in 2 cm große Würfel schneiden. Peperoni vom Stielansatz und den Kernen befreien und fein hacken.

2. Öl erhitzen und die Zwiebeln darin glasig dünsten. Das Fleisch zugeben und rundum anbraten. Paprika-, Tomatenwürfel und Peperoni zufügen und alles bei geschlossenem Deckel 30 Minuten sanft schmoren lassen.

3. Bandnudeln in reichlich Salzwasser nach Packungsanleitung al dente kochen. Mit dem Sugo servieren.

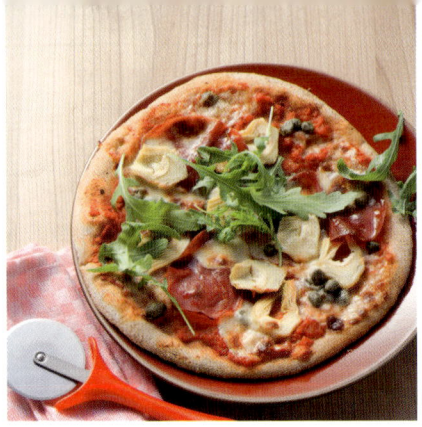
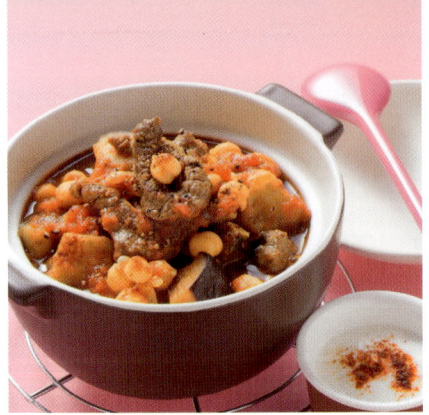

Schinken-Rucola-Pizza

ZUTATEN FÜR 2 PERSONEN
Zubereitungszeit: 50 Min.
Pro Portion: 0
1 cm großes Stück Hefe | 5 EL Dinkelmehl | 1 EL Magerquark | 4 EL Pizzatomaten (Dose) | Salz, Pfeffer | 3 TL italienische Kräuter, z. B. Oregano, Thymian, Rosmarin | 2 Artischockenherzen | 2 TL Kapern | 3 Scheiben Bresaola | 2 EL geriebener Parmesan | 1 Handvoll Rucola

1. Den Backofen auf 250° vorheizen. Hefe in 4 EL lauwarmem Wasser auflösen. Mit Dinkelmehl und Quark verkneten und an einem warmen Ort 30 Minuten zugedeckt gehen lassen.

2. Teig auf einem Backbech dünn ausrollen. Mit Pizzatomaten bestreichen. Mit Salz, Pfeffer und Kräutern würzen. Artischocken in Scheiben schneiden, mit Kapern und Bresaola auf der Pizza verteilen. Parmesan aufstreuen.

3. Im heißen Ofen 15 Minuten backen. Vor dem Servieren den gewaschenen Rucola auf der Pizza verteilen.

Mediterraner Rindfleischtopf

ZUTATEN FÜR 2 PERSONEN
Zubereitungszeit: ca. 25 Min.
Pro Portion: 1 Minus
1 handflächengroßes Stück Rindfleisch (ca. 150 g; Schulter) | 2 Knoblauchzehen | 1 mittelgroße Aubergine | 2 EL Rapsöl | Salz, Cayennepfeffer | je $\frac{1}{4}$ TL gemahlener Koriander und Kreuzkümmel | 1 TL gemahlene Kurkuma | 1 Prise Zimt | 1 Dose Pizzatomaten (400 g) | 3 Hände voll Kichererbsen (Dose) | 1 Schüssel Gemüsebrühe (ca. 300 ml)

1. Das Rindfleisch kalt abspülen, mit Küchenkrepp trocken tupfen und quer in feine Streifen schneiden. Den Knoblauch schälen und fein würfeln. Die Aubergine waschen, putzen und in ca. 2 cm große Würfel schneiden.

2. Das Rapsöl in einem Topf erhitzen und die Fleischstreifen darin bei starker Hitze 2–3 Minuten von allen Seiten scharf anbraten. Knoblauch- und Auberginenwürfel dazugeben und

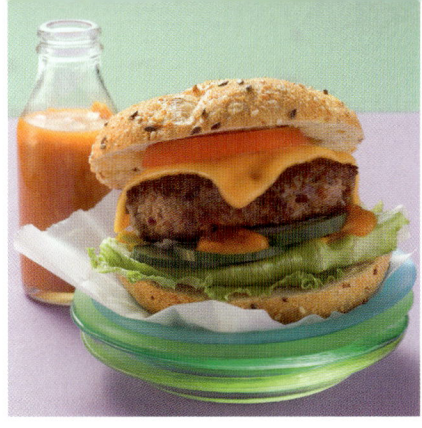

weitere 2–3 Minuten braten. Fleisch und Gemüse mit Salz und Cayennepfeffer kräftig würzen. Mit gemahlenem Koriander, Kreuzkümmel, Kurkuma und Zimt würzen.

3. Die Pizzatomaten, die Kichererbsen und die Gemüsebrühe dazugeben und einmal aufkochen. Den Deckel auf die Pfanne setzen und alles bei schwacher Hitze ca. 10 Minuten sanft kochen lassen. Den Eintopf nochmals abschmecken, auf zwei tiefe Teller verteilen und servieren.

> Der Rind-
> fleischtopf lässt
> sich gut einfrieren.
> Also ruhig mehr
> zubereiten

Burger

ZUTATEN FÜR 2 PERSONEN
Zubereitungszeit: 15 Min.
Pro Portion: 0
1 kleine rote Zwiebel | 2 handgroße Stücke Rindersteak (ca. 250g) | 1 EL Crème légère | Salz, Pfeffer | 2 Vollkornbrötchen | 1 EL Tomatenmark | 2 Blatt Eisbergsalat | 6 Scheiben Gurke | 2 Scheiben Schmelzkäse (light) | 2 Scheiben Tomate

1. Zwiebel schälen und würfeln. Steaks klein schneiden und mit Crème légère und Zwiebeln pürieren. Mit Salz und Pfeffer würzen.

2. Aus der Masse 2 runde Frikadellen formen. In einer Pfanne ohne Fett von beiden Seiten je ca. 3 Minuten braten.

3. Vollkornbrötchen aufschneiden. Die untere Brötchenhälfte mit Tomatenmark bestreichen. 1 Salatblatt, 3 Gurkenscheiben und 1 Frikadelle darauflegen und mit 1 Scheibe Schmelzkäse bedecken. 1 Scheibe Tomate darüber legen und mit der zweiten Brötchenhälfte bedecken.

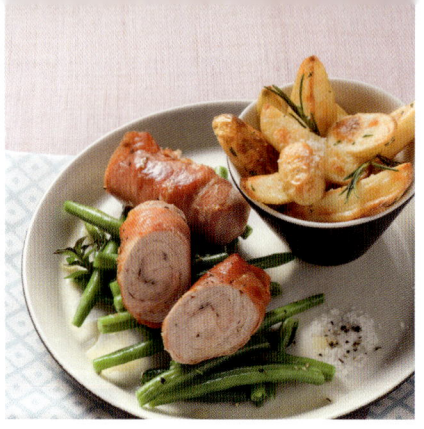 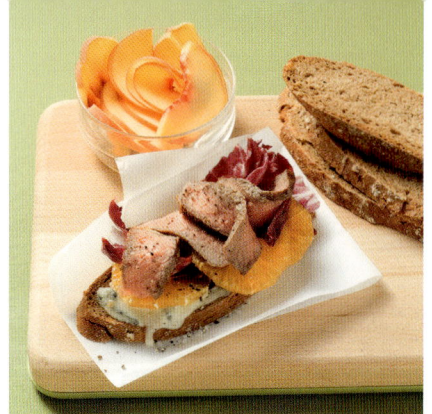

Schnitzelröllchen mit Country Potatoes

ZUTATEN FÜR 2 PERSONEN
Zubereitungszeit: 30 Min.
Pro Portion: 1 Minus
2 Hände voll Kartoffeln | 1 TL Öl | 1–2 TL gehackter Rosmarin | Salz | 2 Schweineschnitzel (ca. 250 g) | Pfeffer | 4 Scheiben magerer Schinken | 4 Hände voll grüne Bohnen | 1 Handvoll Bohnenkraut | 2 TL Butter

1. Den Backofen auf 250° vorheizen. Kartoffeln waschen und in Schnitze schneiden. Mit Öl bestreichen und im heißen Ofen ca. 20 Minuten backen. Mit Rosmarin und Salz bestreuen.

2. Schnitzel halbieren, pfeffern, aufrollen und mit Schinken umwickeln. In einer beschichteten Pfanne ohne Fett von allen Seiten anbraten. 5 Minuten zu den Kartoffeln in den Ofen geben.

3. Bohnen mit Bohnenkraut 12–15 Minuten bissfest garen. Abgießen und in Butter schwenken. Mit dem Schnitzelröllchen und den Country-Potatoes servieren.

Rumpsteak auf Gorgonzola-Brot

ZUTATEN FÜR 2 PERSONEN
Zubereitungszeit: 20 Min.
Pro Portion: 1 Minus
2 Orangen | 1 Pfirsich | 1 Handvoll Radicchio | 2 Rumpsteaks (ca. 250 g) | Salz, Pfeffer | 4 Scheiben Roggenvollkornbrot | 2 TL Gorgonzola

1. Orangen mit einem scharfen Messer so schälen, dass auch die weiße Innenhaut vollständig entfernt ist. Das Fruchtfleisch quer in Scheiben schneiden. Den Pfirsich waschen, halbieren und vom Stein befreien.

2. Pfirsichhälften mit der flachen Seite nach unten auf ein Schneidebrett legen und schräg in sehr dünne Scheiben schneiden. Radicchio waschen, trocken schleudern und in 1 cm breite Streifen schneiden.

3. Rumpsteak mit kaltem Wasser abbrausen, mit Küchenkrepp trocken tupfen und in einer beschichteten Pfanne ohne Fett von beiden Seiten

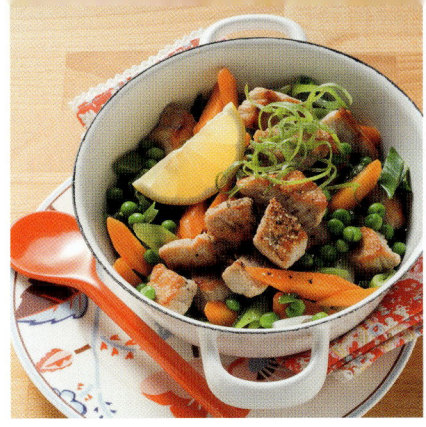

heiß anbraten. Bei mittlerer Hitze nach Belieben rosa oder durchbraten. Mit Pfeffer und Salz würzen. Auf einem Schneidebrett in dünne Scheiben schneiden.

4. Die Vollkornbrote mit je ½ TL Gorgonzola dünn bestreichen und im vorgeheizten Backofen kurz unter den Grill schieben, bis der Käse verlaufen ist.

5. Die Orangenscheiben auf den Gorgonzolabroten verteilen. Radicchiostreifen daraufgeben und mit Rumpsteakstreifen belegen. Mit den Pfirsichspalten garnieren oder diese getrennt dazu reichen.

Im Winter passen statt des Pfirsichs Mandarinen zum Gorgonzolabrot.

Schweineragout mit Frühlingsgemüse

ZUTATEN FÜR 2 PERSONEN
Zubereitungszeit: 20 Min.
Pro Portion: 1 Minus
2 magere Schweineschnitzel (ca. 250 g) | 2 Möhren | 1 Bund Frühlingszwiebeln | 4 Hände voll Erbsen (TK) | Salz | 1 EL Olivenöl | 1 TL Zitronensaft | Pfeffer, geriebene Muskatnuss

1. Die Schweineschnitzel in mittelgroße Würfel schneiden. Die Möhren schälen und ebenfalls in Würfel schneiden. Die Frühlingszwiebeln waschen, putzen und in feine Ringe schneiden.

2. Geschnittenes Gemüse mit den tiefgekühlten Erbsen in wenig Salzwasser bissfest dünsten. Abgießen.

3. Fleischwürfel in heißem Olivenöl von allen Seiten kräftig anbraten. Das gedünstete Gemüse zugeben und unter ständigem Rühren nochmals kurz erhitzen. Mit Zitronensaft, Salz, Pfeffer und Muskatnuss pikant würzen.

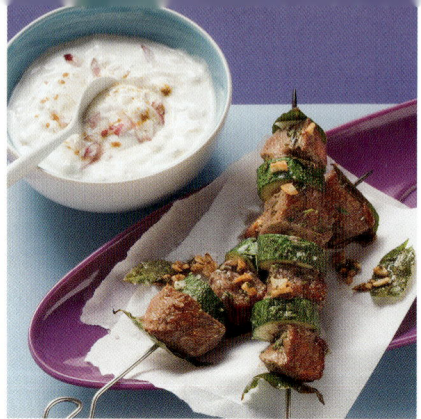
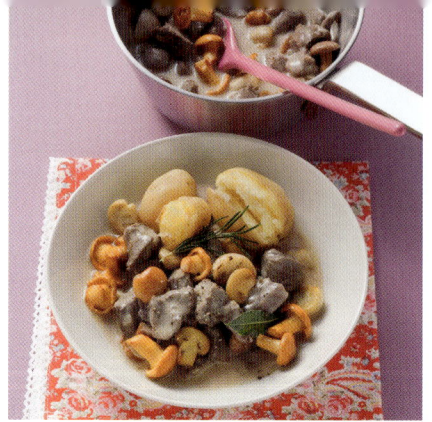

Lammspieße mit Zwiebel-Joghurt-Sauce

ZUTATEN FÜR 2 PERSONEN
Zubereitungszeit: 35 Min.

Pro Portion: 1 Minus

200 g Lammfilet | 1 EL Olivenöl | 1 TL gehackter Rosmarin | Pfeffer | 1 Knoblauchzehe | 2 kleine Zucchini | 6 Lorbeerblätter | Salz | 1 kleine rote Zwiebel | 6 EL Magerjoghurt | 2 TL Zitronensaft | $\frac{1}{2}$ TL gemahlener Kreuzkümmel

1. Lamm in ca. 2 cm große Würfel schneiden. Öl, Rosmarin und Pfeffer mischen. Knoblauch schälen und dazu pressen. Lamm darin 15 Minuten ziehen lassen.

2. Zucchini waschen, putzen und in ca. 1 cm dicke Scheiben schneiden. Mit Lamm und Lorbeerblättern auf zwei Schaschlikspieße stecken. Eine Pfanne stark erhitzen. Die Spieße darin 10–15 Minuten kräftig braten. Salzen.

3. Für die Sauce Zwiebel schälen und fein hacken. Mit Joghurt und Zitronensaft verrühren und mit Kreuzkümmel, Salz und Pfeffer würzen.

Hirschpfanne

ZUTATEN FÜR 2 PERSONEN
Zubereitungszeit: 50 Min.

Pro Portion: 2 Minus

2 Hände voll Pfifferlinge | 1 Handvoll Champignons | 1 rote Zwiebel | 1 Handvoll Hirschgulasch (ca. 250 g) | 1 TL Butter | 250 ml Gemüsebrühe | 2 Lorbeerblätter | 1 Zweig Rosmarin | Salz, Pfeffer | 2 Hände voll mittelgroße Kartoffeln | 2 EL Frischkäse (fettarm, 0,3 %)

1. Pfifferlinge und Champignons waschen oder gründlich mit einem Tuch abreiben und putzen. Bei den Champignons die Stielansätze entfernen und die Köpfe je nach Größe halbieren oder vierteln. Zwiebel schälen und klein würfeln.

2. Das Hirschgulasch nochmals in kleinere Würfel von ca. 1 cm schneiden.

3. Butter in einer beschichteten Pfanne erhitzen. Zwiebeln darin andünsten, Hirschgulasch zugeben und von allen Seiten anbraten. Zum Schluss die Pfifferlinge und Champignons in die

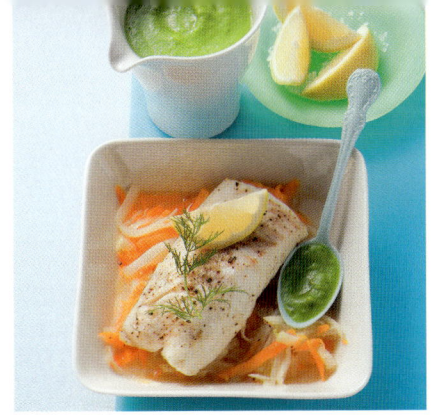

Pfanne geben und kurz mit anbraten. Mit Gemüsebrühe ablöschen. Die Lorbeerblätter und den Rosmarinzweig hinzufügen und alles mit Salz und Pfeffer würzen. Bei geschlossenem Deckel und auf mittlerer Flamme 25 Minuten leise schmoren lassen. Dabei gelegentlich umrühren. Falls nötig, etwas weitere Brühe angießen.

4. Während das Fleisch schmort die Kartoffeln schälen und in einem Topf mit reichlich Salzwasser 15–20 Minuten gar kochen.

5. Lorbeerblätter und Rosmarinzweig aus dem Hirschragout fischen. Den Frischkäse unterrühren und ein letztes Mal abschmecken. Das Ragout mit den Kartoffeln anrichten.

Wenn Sie kein Wild mögen, ersetzen Sie das Hirschgulasch durch Rind.

Kabeljau auf Gemüse

ZUTATEN FÜR 2 PERSONEN
Zubereitungszeit: 40 Min.
Pro Portion: 1 Minus
1 Kohlrabi | 3 Möhren | 1 Schalotte |
1 EL Olivenöl | 2 Kabeljaufilets |
¼ Glas Weißwein | Salz, Pfeffer, geriebene Muskatnuss | 2 Hände voll Erbsen | 1 Knoblauchzehe |
Saft von 1 Zitrone | 1 TL Dill

1. Kohlrabi und Möhren schälen und auf der Gemüsereibe grob reiben. Schalotte schälen und fein hacken.

2. Das Öl in einer Pfanne erhitzen und die Schalotten darin anschwitzen. Gemüseraspel zugeben und den Kabeljau darauflegen. Weißwein und ½ Glas Wasser angießen. Mit Salz, Pfeffer und Muskat würzen. Deckel auf die Pfanne setzen und alles 30 Minuten auf mittlerer Hitze dünsten.

3. Für die Sauce Erbsen in ½ Glas Wasser garen. Knoblauch schälen und dazupressen. Zitronensaft zufügen und alles pürieren. Mit Dill, Salz und Pfeffer abschmecken.

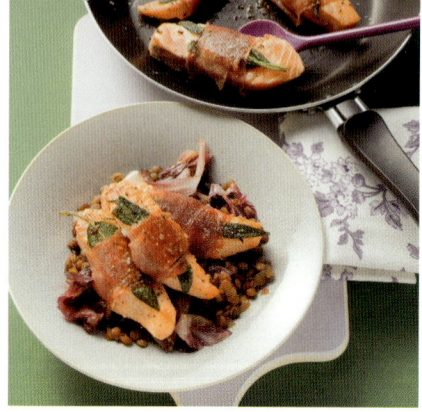

Lachs-Saltimbocca mit Radicchio-Linsen

ZUTATEN FÜR 2 PERSONEN
Zubereitungszeit: ca. 30 Min.
Pro Portion: 0

3 Hände voll Tellerlinsen | ½ Kopf Radicchio | ½ rote Zwiebel | 2 faustgroße Stücke Wildlachsfilet ohne Haut | Salz , Pfeffer | 6 Salbeiblätter | 6 Scheiben Parmaschinken ohne sichtbares Fett | 3 EL Olivenöl | 2 EL Balsamico-Essig | 1 TL Honig

1. Die Tellerlinsen in einem kleinen Topf mit Wasser bedecken und zum Kochen bringen. Ohne Deckel bei schwacher Hitze ca. 20 Min. sanft kochen, bis die Linsen gar sind. Linsen in ein Sieb gießen und gründlich abtropfen lassen.

2. Inzwischen die Radicchioblätter waschen, trocken schleudern und in ca. 1 cm breite Streifen schneiden. Zwiebel schälen und klein würfeln.

3. Die Fischfilets kalt abspülen, mit Küchenkrepp trocken tupfen und in je 3 gleich große Streifen schneiden.

Von allen Seiten mit Salz und Pfeffer würzen. Auf jedes Fischstück erst 1 Salbeiblatt legen und dann 1 Scheibe Schinken darum wickeln.

4. In einer beschichteten Pfanne 2 EL Öl erhitzen und die Lachsstreifen darin bei mittlerer Hitze von beiden Seiten je ca. 3 Minuten braten.

5. Das restliche Öl im Linsentopf erhitzen. Die Zwiebelwürfel darin etwa 1 Minute anbraten, dann die Linsen zugeben und bei mittlerer Hitze ca. 5 Minuten zugedeckt erwärmen. In den letzten 2 Minuten die Radicchio-Streifen unterheben. Das Linsengemüse mit Salz, Pfeffer, Balsamico-Essig und Honig abschmecken und zum Lachs servieren.

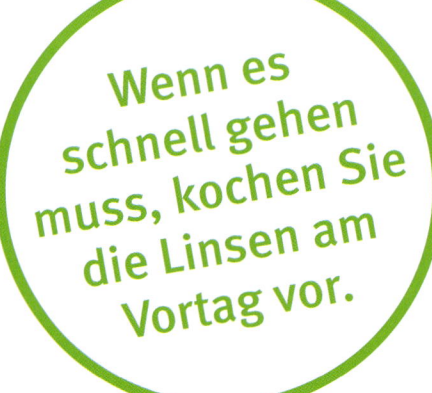

Wenn es schnell gehen muss, kochen Sie die Linsen am Vortag vor.

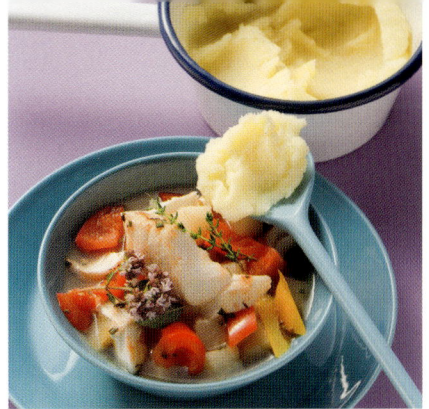

Fischtopf auf Kartoffelpüree

ZUTATEN FÜR 2 PERSONEN
Zubereitungszeit: 40 Min.
Pro Portion: 2 Minus
2 Hände voll Kartoffeln | Salz | 2 TL fettfreie Milch | geriebene Muskatnuss | 2 Hände voll Tomaten | 1 rote oder gelbe Paprikaschote | 1 Kohlrabi | 2 TL italienische Kräuter, z. B. Oregano, Thymian, Rosmarin | 2 Kabeljaufilets (ca. 250 g) | Pfeffer

1. Kartoffeln schälen, grob zerteilen und in Salzwasser weich kochen. Abgießen und mit Milch zu Püree stampfen. Mit Salz und Muskat würzen.

2. Tomaten und Paprika putzen und waschen. Kohlrabi schälen. Alles in 1cm große Würfel schneiden und mit den Kräutern vermischen. In einem Topf mit $\frac{1}{2}$ Glas Wasser übergießen.

3. Kabeljau auf das Gemüsebett legen und bei geschlossenem Deckel 25–30 Minuten bei mittlerer Hitze dünsten. Mit Salz und Pfeffer würzen und zum Kartoffelpüree reichen.

Schellfisch in Folie

ZUTATEN FÜR 2 PERSONEN
Zubereitungszeit: 50 Min.
Pro Portion: 3 Minus
2 Hände voll Lauch | 1 kleine Fenchelknolle | 1 Möhre | $\frac{1}{2}$ Glas Gemüsebrühe | 3 Hände voll Champignons | $\frac{1}{2}$ TL getrockneter Thymian | Salz, Pfeffer | 2 Schellfischfilets (ca. 250 g) | 1 EL Butter | 1 EL Zitronensaft | gehackte Petersilie

1. Den Backofen auf 220° vorheizen. Lauch, Fenchel und Möhre putzen, waschen beziehungsweise schälen und in dünne Streifen schneiden. Die Brühe in einer Pfanne aufkochen und das Gemüse darin 5 Minuten garen.

2. Champignons putzen und in Scheiben schneiden. Mit dem Thymian unter das Gemüse mischen. Leicht salzen und pfeffern.

3. Schellfischfilets kalt abbrausen und trockentupfen. Butter in einer kleinen Pfanne schmelzen lassen. Vom Herd nehmen; Zitronensaft unterrühren.

4. Zwei große Stücke Alufolie bereitlegen. Das Gemüse mitsamt der Flüssigkeit mittig darauf verteilen. Fisch auflegen, mit Zitronenbutter bepinseln und wenig pfeffern. Folien gut verschließen.

5. Folienpäckchen im heißen Ofen ca. 30 Minuten garen. In der Folie servieren und am Tisch mit Petersilie bestreuen.

Herzhafte Snacks

Keine Frage, manchmal gelingt es einfach nicht, die lange Zeit zwischen Frühstück und Mittagessen oder zwischen mittags und abends ganz ohne Essen zu überstehen. Bevor Sie jedoch gedankenversunken zum nächsten Schokoriegel greifen, überlegen Sie erst einmal, warum es gerade jetzt sein muss? Weil Sie immer beim Telefonieren snacken? Weil es gerade mal wieder ziemlich stressig ist? Weil einfach irgendwo etwas Essbares herumsteht? Wahrscheinlich merken Sie schon, worauf das hinausläuft: Sie essen bei allen möglichen Gelegenheiten, aber in den seltensten Fällen, weil Sie wirklich hungrig sind.

Fragen Sie sich daher ab heute immer, ob Sie überhaupt hungrig sind, bevor Sie einen Bissen nehmen. Sitzt das Verlangen wirklich tief, helfen die leichten Snacks auf den folgenden Seiten rasch aus dem »Hungerloch«. Viele davon versorgen Sie gleich noch mit reichlich gesunden Vitaminen, die es Ihnen leicht machen, die nächsten Stunden voll Energie und Tatendrang zu meistern.

Wenn Sie zwischendurch lieber etwas Süßes mögen, blättern Sie einfach weiter auf Seite 112.

Und hier noch ein paar »Minus«-Blitz-Snack-Ideen (jeweils für eine Person):

- Eine Handvoll gewaschenes »Minus«-Obst nach Wahl, zum Beispiel Grapefruit, Blaubeeren, Erdbeeren, Kiwi, Pflaume
- Ein Becher mageren Joghurt (0,1%-Fett) gemischt mit einer Handvoll gewaschenem und klein geschnittenem »Minus«-Obst nach Wahl (etwa Brombeeren, Aprikosen oder Mandarinen)
- Ein bis zwei Scheiben Vollkornbrot bestrichen mit jeweils 1 EL Magerquark; darauf so viel gewaschenes und geputztes, kleingeschnittenes »Minus«-Gemüse wie Sie wollen, beispielsweise Radieschen, Tomaten, Gurke, Feldsalat, Champignons. Noch ein bisschen Salz und Pfeffer – und wer mag, gibt noch frische Kräuter darüber.
- Ein Becher körniger Frischkäse mit zwei Händen voll Gemüse-Sticks aus »Minus«-Gemüse nach Wahl, zum Beispiel Rettich, Zucchini, Paprikaschote, Möhre, Stangensellerie. Das Gemüse putzen, waschen oder schälen und in feine Streifen schneiden.
- Und man kann es einfach nicht oft genug sagen: Auch ein großes Glas Wasser hilft gegen so manches Hungergefühl.

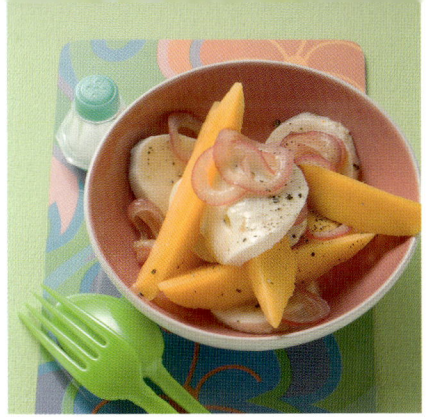

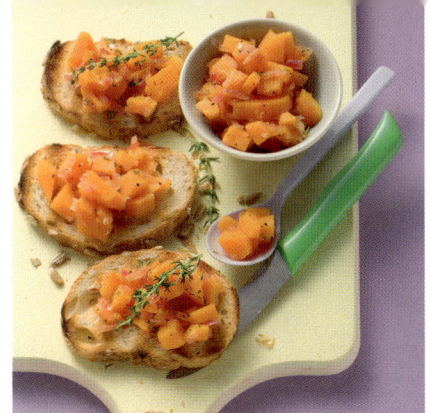

Mango-Mozzarella-Salat

ZUTATEN FÜR 2 PERSONEN
Zubereitungszeit: 15 Min.
Pro Portion: 0
1 Mango | 1 Kugel Mozzarella (light) |
1 rote Zwiebel | 1 TL Butter | 2 EL
weißer Balsamico-Essig | Salz,
Pfeffer

1. Die Mango mit dem Sparschäler
schälen und in Spalten vom Kern
lösen. Den Mozzarella abtropfen
lassen und in dünne Scheiben schneiden. Die Zwiebel schälen, halbieren
und in dünne Ringe schneiden.

2. Butter in einer beschichteten Pfanne
schmelzen und die Zwiebelringe
darin leicht anbräunen. Mit Balsamico-Essig ablöschen. Die Pfanne
vom Herd ziehen.

3. Die Mangospalten und Mozarella-
scheiben in zwei Schälchen schichten.
Zum Schluss die gebratenen Zwiebelringe darüber verteilen. Vor dem Servieren nach Geschmack mit Salz und
Pfeffer würzen.

Kürbis-Bruschetta

ZUTATEN FÜR 2 PERSONEN
Zubereitungszeit: 20 Min.
Pro Portion: 1 Minus
1 rote Zwiebel | 1 Knoblauchzehe |
$\frac{1}{4}$ Hokkaido-Kürbis | 1 TL Butter |
1 EL feingehackter Thymian | 3 EL
weißer Balsamico-Essig | Salz, Pfef-
fer | 2 Vollkornbrötchen

1. Zwiebel und Knoblauch schälen und
fein hacken. Kürbis waschen, entkernen, schälen und klein würfeln.

2. Butter in einer beschichteten Pfanne
erhitzen. Knoblauch und Zwiebeln
darin glasig dünsten. Kürbiswürfel
dazu geben und anbraten. Thymian
und Balsamico-Essig zugeben, bei
mittlerer Hitze und geschlossenem
Deckel bissfest dünsten. Eventuell
etwas Wasser angießen, damit der
Kürbis nicht anbrennt. Gelegentlich
umrühren. Zum Schluss nach Geschmack salzen und peffern.

3. Die Vollkornbrötchen in Scheiben
schneiden und toasten. Mit der
Kürbismasse bestreichen.

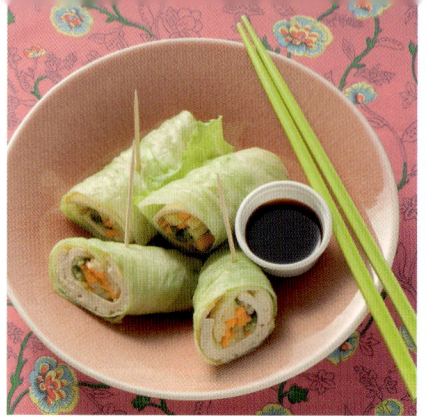
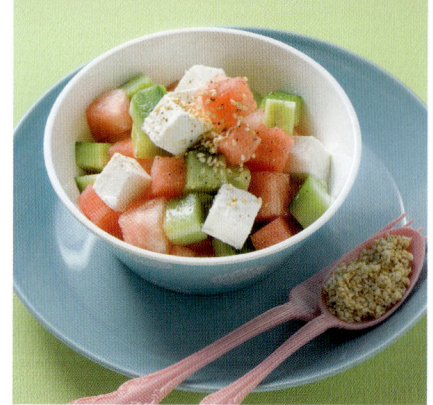

Schnelle Asiaröllchen

ZUTATEN FÜR 2 PERSONEN
Zubereitungszeit: 15 Min.
Pro Portion: 1 Minus
4 große Blätter Eisbergsalat | 2 Möhren | $\frac{1}{4}$ Salatgurke | $\frac{1}{3}$ schnittfester Tofu | 6 Maiskölbchen (Glas) | 2 EL Sojasauce | 1 Msp. Wasabi (aus dem Asialaden)

1. Die Salatblätter waschen und trocken schleudern. Möhren und Gurke schälen und der Länge nach in breite Stifte schneiden.

2. Tofu in Scheiben schneiden und in einer beschichteten Pfanne ohne Fett von beiden Seiten kross anbraten.

2. Jedes Salatblatt mit Möhren, Mais, Gurken und Tofu füllen und fest zusammenrollen. Sojasauce mit Wasabi vermischen. Die Salatröllchen in die Sauce dippen und abbeißen.

Melonen-Gurken-Salat

ZUTATEN FÜR 2 PERSONEN
Zubereitungszeit: 10 Min.
Pro Portion: 1 Minus
2 Hände voll Wassermelone | $\frac{1}{2}$ Salatgurke | $\frac{1}{2}$ Packung Schafskäse (light) | Salz, Pfeffer | 2 EL Sesamsamen

1. Wassermelone aus der Schale lösen; Kernchen entfernen. Gurke schälen und von den Enden befreien. Wassermelone, Gurke und Schafskäse in ca. 1 cm große Würfel schneiden. Auf einem Teller anrichten, mit Salz und Pfeffer würzen.

2. Sesamsamen in einer Pfanne unter ständigem Rühren ohne Fett rösten. Über den Salat streuen.

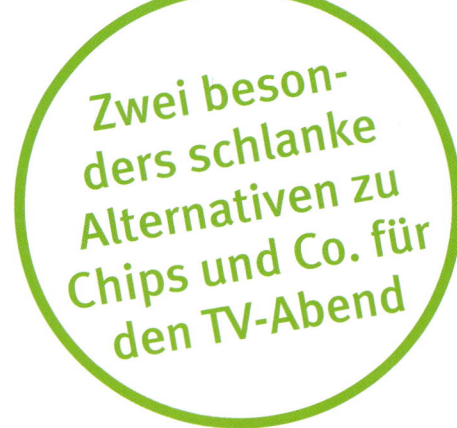

Zwei besonders schlanke Alternativen zu Chips und Co. für den TV-Abend

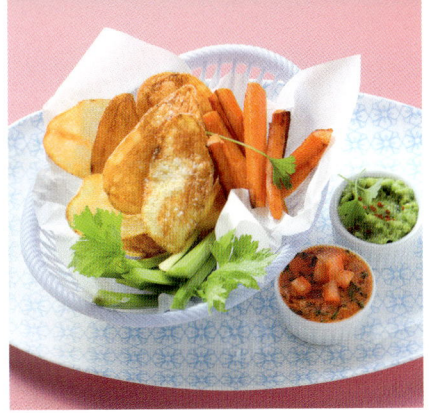

Gemüsechips mit Dips

ZUTATEN FÜR 2 PERSONEN
Zubereitungszeit: 40 Min.

Pro Portion: 0

Für die Chips: **2 festkochende Kartoffeln | 2 Möhren | Salz | 1 Stange Staudensellerie**

Für die Guacamole: **1/2 Avocado | 1 Tomate | 1 Knoblauchzehe | 1/2 Zwiebel | Saft von 1/2 Zitrone | 1 Prise Chilliflocken | 2 Prisen Salz | 1 TL gehackter, frischer Koriander**

Für die Tomatenbutter: **1 EL Butter | 1 Knoblauchzehe | 4–6 Zweige Petersilie | 1 Tomate | 1 EL Tomatenmark | Salz, Pfeffer**

1. Den Backofen auf 200° vorheizen. Für die Gemüsechips die Kartoffeln waschen, aber nicht schälen. Möhren schälen und die Enden abschneiden. Kartoffeln auf einer Gemüsereibe in sehr dünne Scheiben hobeln. Die Möhren der Länge nach erst vierteln und die Viertel dann noch einmal halbieren, sodass insgesamt 16 Möhrenstifte entstehen.

2. Ein Backblech mit Backpapier auslegen. Kartoffelscheiben und Möhrenstifte so darauf verteilen, dass sie nicht übereinander liegen. Im heißen Ofen 30 Minuten backen. Aus dem Ofen nehmen und salzen.

3. Staudensellerie waschen, putzen und zu den Kartoffeln und Möhrensticks reichen. Dazu einen der beiden folgenden Dips anbieten.

4. Für die Guacamole die Avocado schälen. Das Fruchtfleisch vom Kern lösen und klein schneiden. Tomate waschen und klein schneiden; dabei den Stielansatz entfernen. Die Knoblauchzehe schälen und fein hacken. Die Zwiebel schälen und klein würfeln. Alles in eine Schale geben, mit einer Gabel zerdrücken und verrühren, bis eine cremige Masse entsteht. Zitronensaft, Chiliflocken und Salz zufügen. Gehackten Koriander unterheben.

6. Für die Tomatenbutter die Butter bei Raumtemperatur weich werden lassen. Knoblauch schälen und sehr fein schneiden. Petersilie abbrausen und trockenschwenken. Die Blättchen abzupfen und ebenfalls fein hacken. Die Tomate waschen und klein schneiden; dabei den Stielansatz entfernen. Die Butter in einem Schälchen mit Knoblauch, Petersilie, Tomate, Tomatenmark, Salz und Pfeffer verrühren.

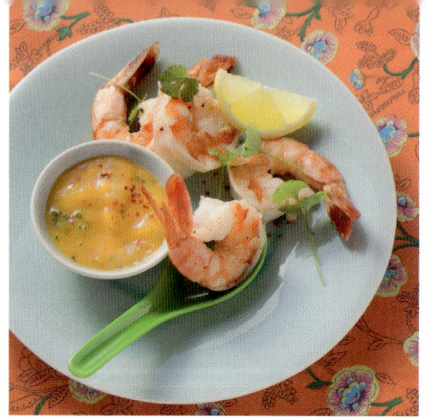

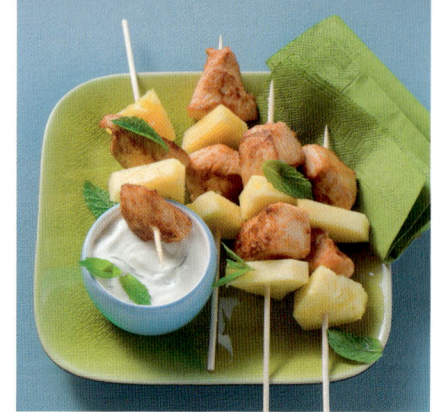

Garnelen süß-sauer

ZUTATEN FÜR 2 PERSONEN
Zubereitungszeit: 15 Min.
Pro Portion: 0

Saft von 1 Zitrone | 1–2 Hände voll küchenfertige Riesengarnelen (frisch oder TK) | ½ Mango | 1 Prise Salz | 1 Prise Chilliflocken | 1 EL gehackter, frischer Koriander

1. Eine große Pfanne erhitzen. Die Riesengarnelen hineingeben und von beiden Seiten kurz anbraten (TK-Garnelen vorher auftauen). Die Hälfte des Zitronensafts zugeben, einen Deckel auf die Pfanne setzen und die Garnelen bei mittlerer Hitze etwa 5 Minuten garen.

2. Die Mango mit dem Sparschäler schälen. Das Fruchtfleisch vom Kern schneiden. In ein hohes Gefäß geben und mit dem Pürierstab fein pürieren. Den restlichen Zitronensaft, Salz, Chilliflocken und gehackten Koriander hinzugeben und alles gut durchmischen. Den Mango-Dip zu den heißen Garnelen reichen.

Curry-Spieße mit Minz-Dip

ZUTATEN FÜR 2 PERSONEN
Zubereitungszeit: 20 Min.
Pro Portion: 0

2 Putenschnitzel (je ca. 250 g) | 1 TL Dinkelmehl | 1 TL Currypaste (aus dem Asialaden) | 1 TL Butter | ½ Ananas (ohne Schale und Strunk) | je 2 EL Magerquark und -joghurt | 1–2 EL Zitronensaft | 3 Zweige Minze

1. Putenschnitzel in ca. 3 cm große Stücke schneiden. Dinkelmehl und Currypaste vermischen und die Putenstücke damit einstreichen.

2. Butter in einer Pfanne erhitzen und die Putenstücke darin bei mittlerer Hitze knusprig braten.

3. Ananas in ca. 1 cm große Würfel schneiden. Abwechselnd mit der Pute auf 8 Schaschlikspieße stecken.

4. Quark, Joghurt und Zitronensaft cremig verrühren. Minzblättchen abzupfen, in Streifen schneiden und unterrühren. Zu den Curry-Spießen reichen.

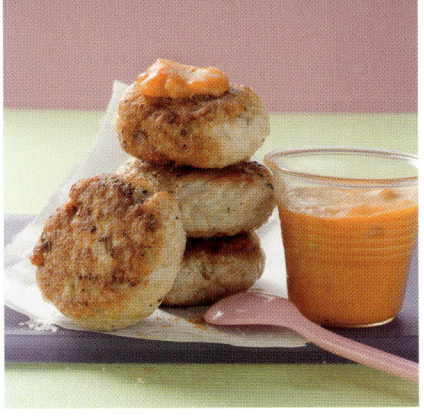

Fleischbällchen mit Curry-Ketchup

ZUTATEN FÜR 2 PERSONEN
Zubereitungszeit: 40 Min.
Pro Portion: 0
3 Tomaten | 1 Schalotte | 1 EL
Olivenöl | ½ TL Salz | 1 TL Zucker |
6 EL weißer Balsamico-Essig | 1 EL
Speisestärke | 3 TL Currypulver |
2 Putensteaks (je ca. 250 g) | 2 EL
Crème légère | Pfeffer

1. Für den Curry-Ketchup die Tomaten waschen und in kleine Würfel schneiden; dabei die Stielansätze entfernen. Schalotte schälen und fein hacken.

2. In einem kleinen Topf das Olivenöl erhitzen. Die Hälfte der Schalottenwürfelchen darin glasig dünsten. Tomatenwürfelchen, Salz und Zucker zugeben und alles 30 Minuten auf kleiner Flamme mit geschlossenem Deckel leise kochen lassen. Mit dem Pürierstab oder im Mixer pürieren.

3. Den Balsamico-Essig mit der Speisestärke vermischen und unter die Tomatenmasse rühren. Noch einmal aufkochen lassen. Zum Schluss das Currypulver unterrühren und ein letztes Mal abschmecken.

3. Putensteaks in mittelgroße Stücke schneiden. Mit den verbliebenen Schalottenwürfelchen und der Crème légère im Blitzhacker zu einer homogenen Masse pürieren. Mit Salz und Pfeffer würzen.

4. Jeweils 1 TL von der Masse abstechen und mit den Händen kleine Bällchen formen. Ohne Fett in einer beschichteten Pfanne bei mittlerer Hitze von beiden Seiten braun anbraten. Mit Curry-Ketchup servieren.

Gut verschlossen hält sich der Curry-Ketchup im Kühlschrank mehrere Tage.

Süßes zum Naschen

Dass Süßigkeiten hungrig machen, weil der viele Zucker ruckzuck in die Insulinachterbahn führt, wissen Sie bereits. Daher sollten Sie sich jedes Mal vor dem Naschen fragen, ob Sie es wirklich riskieren wollen, in die kalorienreiche Essspirale zu tappen. Dazu kommt: Wer süß nascht, hat nicht selten kurz danach schon wieder Lust auf etwas Deftiges. Und nach dem Deftigen wieder auf etwas Süßes. Und dann wieder auf Deftiges ...

Naschkatzen starten am besten schon süß in den Tag. Tolle Rezepte gibt's ab Seite 70.

Zum Glück gibt es einen recht einfachen Weg, aus diesem Teufelskreis auszubrechen: Sie müssen nur die Finger von besonders süßen und besonders deftigen Dingen lassen.

Oje, werden jetzt sicher viele Naschkatzen denken. Wie soll ich denn nur auf Süßes verzichten? Aber moment mal, das hat ja auch gar niemand behauptet. Natürlich müssen Sie sich beim Plus-Minus-Prinzip nicht kasteien, sondern dürfen auch beim Nachtisch und bei Süßem zugreifen. Es gibt nämlich durchaus leichte Alternativen für Leckermäuler: Sie müssen nur darauf achten, nicht zu viel Stroh in Ihren Zellkraftwerken zu verheizen – weil Sie sonst schnell in die Plus-Zone gelangen.

Am besten naschen Sie auch nicht zu spät. Sie wissen ja: Je früher am Tag, desto besser kann der Körper die Kohlenhydrate verwerten (siehe Seite 69). Kombinieren Sie süße Nachspeisen auch besser nicht mit zu viel Fettem – zum Beispiel nach einem sehr fetthaltigen Hauptgericht. In diesem Fall machen Sie es lieber wie die Italiener und trinken einen starken Espresso und dazu vielleicht ein Glas aromatisiertes Wasser.

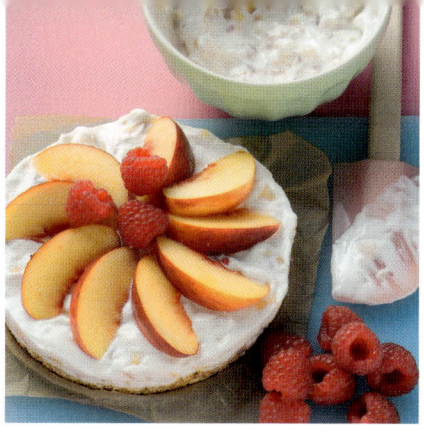

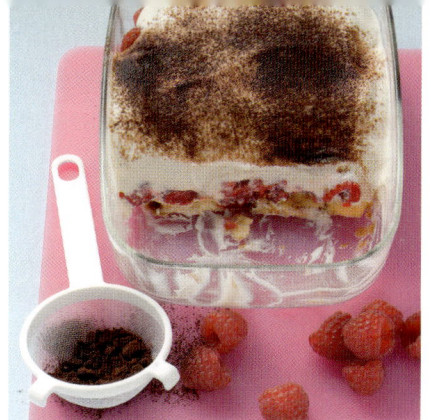

Knusper-Pfirsichquark

ZUTATEN FÜR 2 PERSONEN
Zubereitungszeit: 30 Min.
Pro Portion: 0
1 Ei | 6 EL Vollkornmehl | 4 EL kernige Haferflocken | 4 EL Zucker | 4 EL Magermilch | 4 Pfirsiche | 4 EL Magerquark | 2 EL Himbeeren

1. Den Backofen auf 200° vorheizen. Das Ei trennen. Eigelb, Vollkornmehl, Haferflocken, Zucker und Magermilch zu einem Teig verkneten und auf Backpapier in der Größe einer kleinen Springform (19 cm Durchmesser) ausrollen. In die Springform legen und im heißen Ofen 12 Minuten backen. Auskühlen lassen.

2. Pfirsiche waschen, halbieren und entsteinen. 2 Pfirsiche in kleine Würfel, die beiden anderen in Spalten schneiden. Eiweiß steif schlagen. Pfirsichwürfel in den Quark rühren. Eischnee unterziehen.

3. Quarkmasse auf dem Tortenboden verteilen. Mit Pfirsichspalten und Himbeeren garnieren.

Leichtes Tiramisu

ZUTATEN FÜR 2 PERSONEN
Zubereitungszeit: 15 Min.
+ 3 Std. kühlen
Pro Portion: 0
3 Hände voll Himbeeren (frisch oder TK) | 1 Ei | je 4 EL Magerquark und -joghurt | 4 EL Bourbon-Vanillezucker | 5 Löffelbiskuits | 1 Tässchen Espresso oder starker Kaffee (ungesüßt) | 1 TL Kakaopulver

1. Frische Himbeeren waschen und abtropfen lassen. Das Ei trennen und das Eiweiß mit dem Handrührgerät zu sehr steifem Schnee schlagen.

2. Quark, Joghurt, Eigelb und Bourbonvanillezucker cremig rühren. Den Eischnee vorsichtig unterheben.

3. Eine rechteckige Form mit 5 Löffelbiskuits auslegen. Kekse mit Espresso beträufeln und die Himbeeren darauf verteilen (TK-Ware vorher nicht auftauen). Quark-Masse darauf verteilen und alles 3 Stunden kalt stellen. Vor dem Servieren das Kakaopulver über das Tiramisu stäuben.

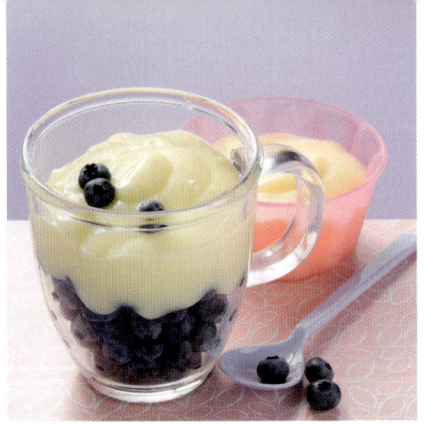

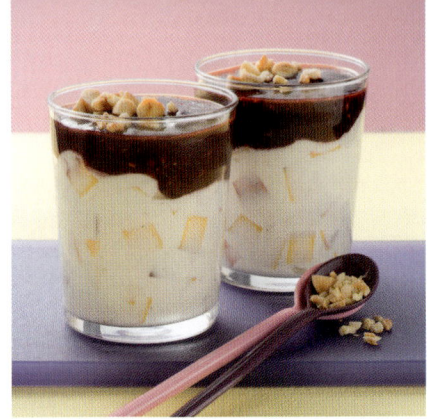

Versteckte Vanille-Blaubeeren

ZUTATEN FÜR 2 PERSONEN
Zubereitungszeit: 10 Min.
Pro Portion: 1 Minus
2 TL Vanillepuddingpulver | 1 ½ Gläser Magermilch | 2 Hände voll Blaubeeren (frisch oder TK)

1. Das Puddingpulver in 2 EL Milch glatt rühren. Die restliche Milch aufkochen und das gelöste Puddingpulver hinzugeben. Kurz aufkochen lassen, bis die Masse andickt. Dann den Topf sofort vom heißen Herd ziehen.

2. Blaubeeren waschen und gründlich abtropfen lassen. TK-Beeren auftauen lassen. Die Beeren in ein Becherglas geben. Den heißen Pudding darüber geben und erkalten lassen.

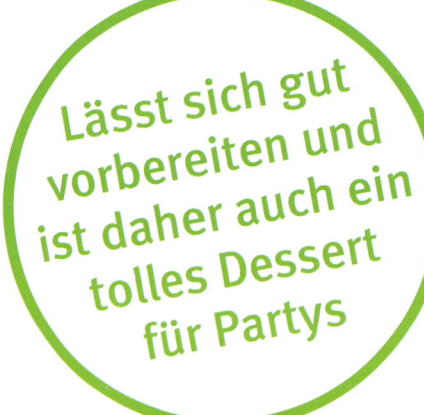

Lässt sich gut vorbereiten und ist daher auch ein tolles Dessert für Partys

Frucht-Vanillecreme mit Mandelhaube

ZUTATEN FÜR 2 PERSONEN
Zubereitungszeit: 20 Min.
Pro Portion: 0
Je 1 EL Brombeeren, Himbeeren und Erdbeeren | 1 Pfirsich | 5 EL Magerjoghurt | 2 EL Magerquark | 4 EL Bourbon-Vanillezucker | 1 kleine Handvoll gehackte Mandeln

1. Brombeeren, Himbeeren und Erdbeeren waschen und gegebenenfalls putzen. Die Beeren in ein hohes Gefäß geben und mit dem Pürierstab gründlich pürieren. Pfirsich waschen, halbieren, entsteinen und in ca. 1 cm große Stücke schneiden.

2. Joghurt und Quark in einer Schale mit Bourbon-Vanillezucker glatt rühren. Die Pfirsichwürfelchen zugeben und alles auf zwei hohe Gläser verteilen. Das Beerenmus über den Pfirsichquark verteilen.

3. Mandeln in einer Pfanne ohne Fett goldbraun rösten. Über die Frucht-Vanillecreme geben.

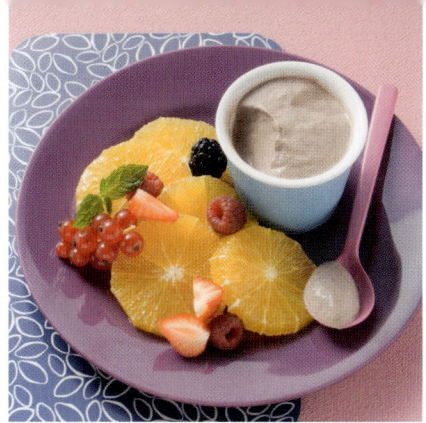

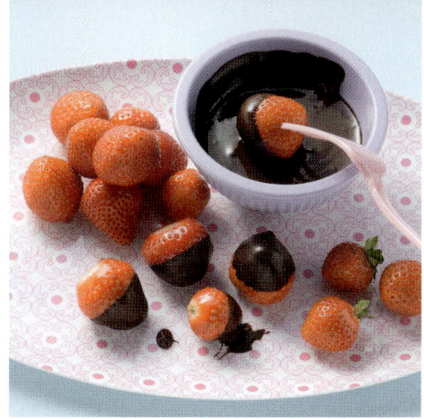

Schokomousse mit Fruchtsalat

ZUTATEN FÜR 2 PERSONEN

Zubereitungszeit: 20 Min.

Pro Portion: 1 Minus

Je 2 EL Magerquark und -joghurt | 1 TL ungesüßtes Kakaopulver | 4 EL Bourbon-Vanillezucker | 1 Eiweiß | 2 Orangen | 2 Hände voll frische Beeren oder 2 Pfirsiche

1. Quark, Joghurt, Kakaopulver und Bourbon- Vanillezucker in einer Schüssel glatt rühren.

2. Eiweiß mit dem Handrührgerät zu steifem Schnee schlagen. Vorsichtig unter den Schokoquark heben. In kleine Schüsselchen füllen.

3. Orangen mit einem Messer schälen, dabei auch die weiße Innenhaut vollständig entfernen. Das Fruchtfleisch quer in dünne Scheiben schneiden.

4. Die Orangen auf zwei Dessertteller auslegen und mit frischen Beeren oder Pfirsichspalten hübsch garnieren. Die Schokomousse dazu reichen.

Schokoladen-erdbeeren

ZUTATEN FÜR 2 PERSONEN

Zubereitungszeit: 20 Min.

Pro Portion: 0

2 Hände voll Erdbeeren | 2 Reihen Bitterschokolade

1. Bitterschokolade in kleine Stücke brechen und im Wasserbad langsam schmelzen lassen. Wasser und Schokolade dürfen nicht kochen.

2. Erdbeeren waschen und putzen. Auf Zahnstocher oder Cocktailspießchen stecken und in die heiße Schokolade tauchen. Abtropfen lassen und auf ein Kuchengitter legen. Die Schokolade fest werden lassen.

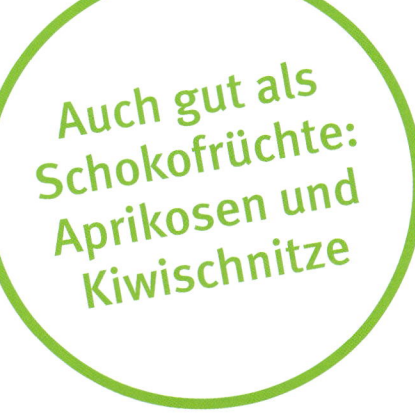

Auch gut als Schokofrüchte: Aprikosen und Kiwischnitze

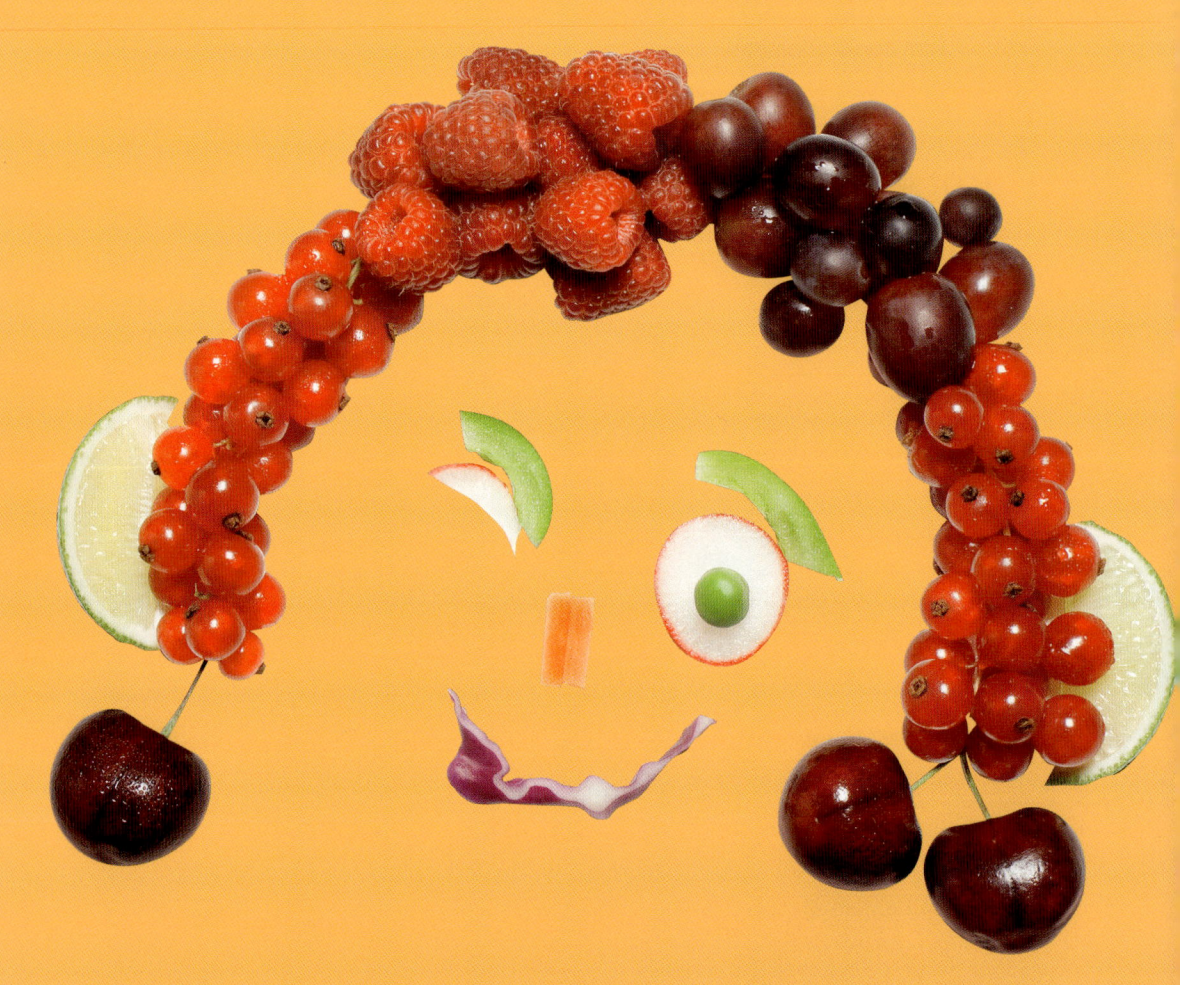

Denken Sie sich schlank

Das Mentalprogramm
für eine gute Figur

Schlank werden beginnt im Kopf

Ob Sie schlank werden und bleiben, hängt nicht nur von der richtigen Ernährung ab, sondern auch von Ihrer inneren Einstellung. Schließlich sind Gedanken und Wünsche der Ursprung allen Handelns. Sie sind so etwas Ähnliches wie Pläne, die hinterher nur noch in die Tat umgesetzt werden müssen. Unter Umständen kann das beim Abnehmen ganz schön hinderlich sein. Freuen Sie sich zum Beispiel auf die fettige Pizza, dann plant Ihr Gehirn auch, sie zu essen. Akzeptieren Sie, dass Ihr Gewicht ständig weiter nach oben klettert? Dann wird Ihr Kopf dem auch nicht entgegensteuern. Wollen Sie Frust vermeiden, indem Sie nicht mehr auf die Waage steigen, startet Ihr Gehirn ein entsprechendes Ablenkungsmanöver. Alles nicht sonderlich förderlich für Ihre Schlank-Pläne.

Doch Sie können auch anders: Denken Sie das nächste Mal beim Italiener doch einfach einmal an kalorienarme Minestrone und bunte Salatteller. Schon plant Ihr Gehirn, diese Köstlichkeiten zu bestellen – und sogar zu essen. Ärgern Sie sich über den Gewichtsanstieg, statt ihn widerstandslos zu schlucken. Nur dann sind Sie mental dazu in der Lage, etwas dagegen zu unternehmen. Und wenn Sie die Waage als Freundin betrachten, die Ihnen ein ehrliches Feedback gibt, ist Wiegen nicht länger ein lästiges Übel, sondern wird schnell zur mentalen Stütze auf dem Weg in die grüne Minus-Zone.

Sie sehen: Ihre Gedanken und Ihre innere Einstellung führen zu einzelnen Handlungen. Und die Summe dieser Handlungen schließlich führt zu Ihren ganz persönlichen (Ess-)Gewohnheiten – und somit in die Plus- oder Minus-Zone. Je öfter Sie nämlich bestimmte Gedanken oder Handlungen wiederholen, desto mehr sind Sie von ihrer Richtigkeit überzeugt – und denken gar nicht mehr viel darüber nach. Wie eine Art Autopilot führen Sie Ihre Gewohnheiten durchs Leben: Italiener? Pizza, so wie immer. Oder eben: Minestrone, so wie immer. Waage? Nein, danke! Oder eben: Waage? Klar, jeden Tag. Hängt ganz davon ab, was Sie sich angewöhnt haben.

Haben Sie es gemerkt? Es ist an der Zeit, sich mit Ihren Gedanken auseinanderzusetzen. Denn: Je schlauer Sie denken, desto schlauer können Sie handeln und desto eher gewöhnen Sie sich das Richtige an. Dann haben Sie sich ruckzuck auf

die richtigen Gewohnheiten program-
miert, die Ihnen bald so leicht fallen, als
hätten Sie es nie anders gemacht. Sie
müssen Ihre neuen »Regeln« (siehe
unten) nur oft genug wiederholen. Also
nichts wie rein in die Materie: Welche
Gedanken und Gewohnheiten wirken
eher negativ auf die Figur? Sorgen dafür,
dass alles beim Alten bleibt? Und welche
führen Sie endlich in die grüne Zone?

Gedanken werden
zu Taten. Also
Vorsicht beim
Denken: Was
wollen Sie tun?

Die vier goldenen Regeln

1 Keine Ausreden mehr: Klar, es gäbe viele Gründe, warum
Ihr Unternehmen scheitern könnte. Aber es gibt mindestens doppelt
so viele, weshalb Sie es trotzdem angehen sollten – und es schaffen.

2 Ziele suchen: Welches Gewicht möchten Sie erreichen?
Machen Sie sich klar, welche Ziele Sie haben – und dann machen
Sie sich auf den Weg.

3 Sich Hilfe holen: Um Rat zu fragen ist kein Zeichen von
Schwäche, sondern von Stärke. Schöpfen Sie aus dem Erfahrungs-
schatz anderer. So vermeiden Sie unnötige Fehlschläge.

4 Sich etwas gönnen: Je weniger Sie sich verbieten, desto
geringer ist die Gefahr, dass Sie bei einem »Ausrutscher« alles hin-
schmeißen. Sich kasteien macht dick, bewusstes Genießen nicht.

Alle Regeln im Detail auf den Folgeseiten

1 Keine Ausreden mehr

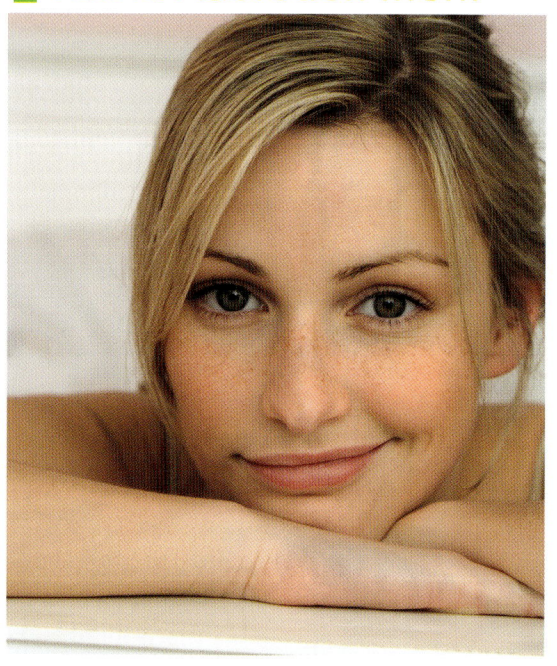

Suchen Sie Lösungen

»Daran kannst du nichts ändern« – so oder ähnlich lauten nur allzu oft die Einwände gegen das Abnehmen. Und rauben uns die Kraft und die Verantwortung, die wir brauchen, um unser Leben selbst zu steuern. Dabei steckt dahinter meist nur das bequeme Geplänker unseres inneren Schweinehunds. Der textet uns nämlich nur zu gern mit jeder Menge Ausreden zu. Machen Sie einfach nicht mehr mit. Sobald Sie einer Ausrede auf die Schliche gekommen sind, fahren Sie Ihrem Schweinehund mit einem überzeugten»Unsinn« über den Mund. Und dann denken Sie nicht mehr an die Probleme, sondern an deren mögliche Lösungen.

2 Ziele suchen

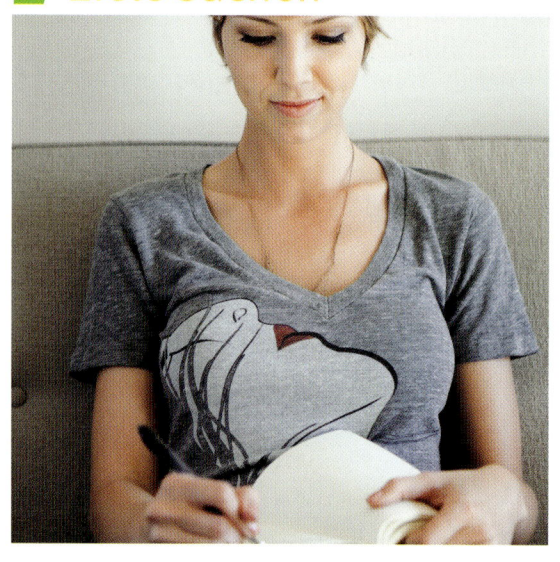

Was wollen Sie?

Jeden Tag tun wir irgend etwas. Ob und was das alles bringt, zeigt sich dabei meist erst später. Daher ist es viel schlauer, sich Ziele zu suchen: Was wollen Sie erreichen? Dann können Sie konkret etwas unternehmen, um dieses Ziel zu erreichen. Nein, keine vagen Wünsche, wie »weniger wiegen«. Werden Sie konkret: Wie viel weniger wollen Sie wiegen? Keine falsche Bescheidenheit: Ziele müssen groß genug sein, um zu motivieren. Was bringen auch 5 Pfund bei 30 Kilo Übergewicht?

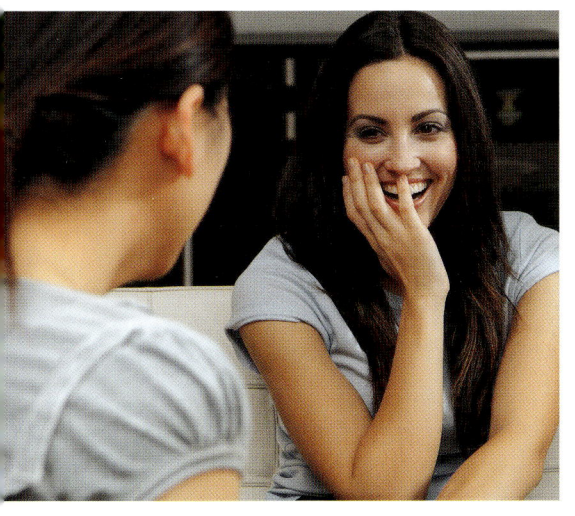

3 Sich Hilfe holen

Profitieren Sie von anderen

Sie sind nicht allein auf der Welt und das macht es eigentlich unmöglich zu scheitern. Schließlich teilen nicht nur unzählige Menschen auf diesem Planeten Ihr vermeintliches Figurschicksal. Nein, ebenso viele haben dieses Problem schon erfolgreich in den Griff bekommen. Wie, das verraten sie Ihnen gerne, Sie müssen nur danach fragen.

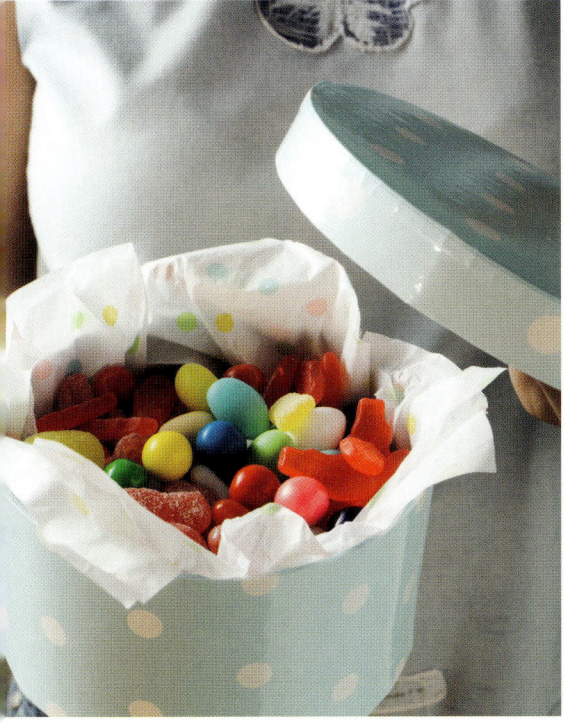

4 Sich etwas gönnen

Fühlen Sie sich gut

Ohne Genuss geht es nicht. Schließlich ist es eines unserer menschlichsten Grundbedürfnisse, schlechte Gefühle zu vermeiden und Schönes zu erleben. Leider jedoch vertreiben zu viele kurzfristige Glücks-»Kicks« die wirklich schönen Gefühle: Stolz, Zufriedenheit, Selbstbewusstsein, innere Ruhe. Ganz ohne kurzfristige Belohnungen geht es aber auch nicht – wir sind schließlich keine Mönche. Gönnen Sie sich daher einfach beides: Die kurzfristigen Kicks – die aber ganz bewusst und nicht allzu oft. Und genau dadurch auch die langfristigen. Das hebt die Lebensqualität ungemein.

Schluss mit den Ausreden

Es gibt ein paar kleine Teufel, die jedes noch so lobenswerte Vorhaben zielsicher sabotieren: unsere Ausreden. Indem sie recht plausibel zu erklären versuchen, warum ein Vorhaben scheitern muss, verhindern sie meist erfolgreich, es überhaupt einmal zu versuchen. Damit aber ist jetzt Schluss. Die folgenden Gedankenanstöße helfen Ihnen garantiert, Ihren inneren Schweinehund endlich dauerhaft zum Abnehmen zu motivieren.

»Ich bin, wie ich bin«

Klar: Hier suggeriert der innere Schweinehund, dass man doch eigentlich ganz zufrieden mit sich sein kann. Das bisschen Übergewicht? Egal. Man hat es doch nicht nötig, sich an den Kriterien anderer zu orientieren. Doch Vorsicht: Was nach Selbstbewusstsein klingt, ist in Wirklichkeit oft nur Bequemlichkeit, Angst vor Veränderung oder kampflose Kapitulation. Wir reden uns schön, was offensichtlich ist: Nämlich, dass wir eigentlich auch gerne schlank wären – wenn wir nur wüssten wie. Deshalb Hand aufs Herz: Wenn es einen Zauberknopf gäbe, den Sie nur zu drücken brauchten und Sie wären augenblicklich schlank, würden Sie ihn drücken? Natürlich, sofort! Also: Belügen Sie sich besser nicht mehr selbst.

Fragen Sie sich lieber ehrlich: Wie will ich sein? Wie möchte ich aussehen? Wie will ich mich fühlen? Trauen Sie sich ruhig, von Ihrem Traumkörper zu träumen. Ein wenig Unzufriedenheit kann durchaus anspornen. Selbst wenn Sie sich mit dem ein oder anderen gefühlten Makel annehmen und lieben müssen, weil Sie nichts daran verändern können: Es ist dennoch wichtig, zu wissen, was Sie eigentlich wollen. Denn etliche Aspekte des Körpers lassen sich eben sehr wohl aktiv verändern. Also: Was sind Ihre Problemzonen? Nehmen Sie sich ein Blatt Papier zur Hand und schreiben Sie eine Liste mit Verbesserungsvorschlägen.

»Was Hänschen nicht lernt«

... soll Hans auch nicht mehr lernen können? Irrtum! Aber trotzdem wähnt man sich schon wieder bequem aus dem Schneider: Veränderung? Nein, danke. Das ist doch viel zu schwer. Und nicht wenige haben einfach auch Angst, altbewährte Pfade zu verlassen. Aber verändern Sie sich nicht Ihr ganzes Leben lang? Jedes Jahr, jeden Monat, jede Woche, jeden Tag? Und haben Sie nicht schon die erstaunlichsten Veränderungen erfolgreich bewältigt? Ja, hat Veränderung nicht sogar schon oft Spaß gemacht? Warum also machen Sie sich Sorgen, dass Sie leiden müssen, nur weil Sie ein wenig an Ihren Ess- und Lebensgewohnheiten drehen?

Suchen Sie sich lieber Vorbilder: Wer, den ich kenne, hat sich schon erfolgreich verändert? Wie hat er/sie das geschafft? Sammeln Sie Gründe dafür, warum Veränderung in jedem Lebensalter möglich ist. Schreiben Sie alle Argumente dafür auf eine Liste, und kleben Sie diese mit einem Klebestreifen an Ihren Badezimmerspiegel. So lesen Sie jeden Tag aufs Neue, wofür es sich lohnt zu kämpfen.

»Ich kann doch nichts dafür«

Die überzeugendsten Ausreden sind die, die besonders schlau klingen und denen man fast glauben könnte: »Meine Gene sind schuld«, »Es sind die Hormone«, »Ich habe so schwere Knochen« ... Wahrscheinlich kennen Sie selbst noch ein paar dieser »schlagenden« Argumente. Und tatsächlich: Wer kann schon beurteilen, welche Gen-, Hormon- oder Knochenzusammensetzung er hat? Doch mal angenommen, Sie kriegen besonders leicht einen Sonnenbrand. Gehen Sie dann extra in die Sonne, nur weil Ihre Gene Sie mit heller Haut ausgestattet haben? Immerhin können Sie ja nichts dafür, wenn Sie sich verbrennen. Nein, natürlich würden Sie sich besonders gut eincremen und bevorzugt im Schatten bleiben. Interessanterweise aber sieht man immer wieder »genetisch« oder »hormonell« bedingt Dicke Schokolade essen, Cola trinken und Bewegung vermeiden. Eins müssen Sie sich klar machen: Es gibt immer Bereiche im Leben, die Sie selbst aktiv verändern können. Welche sind das bei Ihnen? Fragen Sie sich: »Was kann ich tun?« anstatt »Was kann

ich nicht tun?« Übernehmen Sie endlich Verantwortung. Wer, wenn nicht Sie selbst, sollte das für Sie tun? Denn wer führt denn die Hand zum Mund, wenn sie ein Stück Schokolade hält? Wer setzt sich auf die Couch, während im Schrank die Sportschuhe verstauben? Nur Sie selbst können etwas tun. Fangen Sie an.

»Abnehmen ist hart«

Einspruch: Es geht überhaupt nicht ums Abnehmen. Es geht darum, schlank zu sein. Das sind zwei völlig unterschiedliche Herangehensweisen: Beim Abnehmen konzentrieren Sie sich auf die Abkehr von Ihrem bisherigen Ess- und Lebensstil. Und was spüren Sie? Einen Verlust. Beim Schlankwerden dagegen blicken Sie nach vorne: Wie wollen Sie sein – und zwar dauerhaft? Schlank! Gefällt Ihnen diese Vorstellung? Und wie! Warum hadern Sie also noch mit sich? Sie werden recht bald erfahren, wie spannend und bereichernd der Weg zu einem schlanken Ich sein kann. Ganz bestimmt. Erinnern Sie sich doch nur einmal: Wie viele Veränderungen haben Sie in Ihrem Leben schon genossen, weil sie spannend, aufregend, anregend waren. Fragen Sie sich also einfach: Auf was freue ich mich? Auf neue Geschmackserlebnisse? Auf neue Erfahrungen? Neue Freunde? Neue Aha-Erkenntnisse? Hören Sie auf, sich einzureden, das Leben sei hart, anstrengend und mühsam. Es ist spannend, bewegt und fordert Sie immer wieder zu Höchstleistungen heraus. Sehen Sie Ihr Leben nicht als einen Kampf an, sondern genießen Sie es wie ein Spiel oder einen Tanz.

»Diät machen schmeckt nicht«

Und noch so eine weit verbreitete Ausrede. Dabei geht es doch gar nicht darum, eine zeitlich begrenzte Diät zu machen – auch wenn es momentan vielleicht noch so scheint. Es geht darum, sich langfristig neu »einzustellen« und in Zukunft einfach anders zu leben und zu essen. Außerdem: Glauben Sie ernsthaft, alle schlanken Menschen sind langweilige Genussverweigerer, die sich nur von Wasser, trockenem (Knäcke-)Brot und Möhren ernähren? Wenn Sie sich vom Gegenteil überzeugen wollen, müssen Sie nur einen kurzen Blick in den Rezeptteil ab Seite 67 werfen. Nehmen Sie sich für die nächsten Wochen vor, so viele leckere Schlank-Rezepte wie möglich zu entdecken. Kochen Sie, suchen Sie »Minus«-Gerichte in der Kantine und im Restaurant aus, durchstöbern Sie den Supermarkt nach schlanken Lebensmitteln. Kurz und gut: Werden Sie Experte für gesunde Geschmackserlebnisse. Fragen Sie sich dabei stets: »Welche Schlank-Gerichte kenne ich noch nicht?« Wetten, dass Sie bald in ein völlig neues Geschmacksuniversum eintauchen?

> Sagen Sie sich laut »Quatsch«, wenn Sie Ihren Schweinehund in flagranti ertappen.

»Naschen muss sein«

Hand aufs Herz: Gehören Sie zu denjenigen, die außer beim Schlafen nebenbei immer irgendetwas naschen? Wahrscheinlich befinden Sie sich dann auch im tiefroten Bereich, oder? Kein Wunder, Sie versorgen Ihren Körper ja permanent mit Brennstoff- und Fett-Nachschub. Ärgerlicherweise können Sie das Naschen dabei nicht einmal genießen. Sie müssen sich ja währenddessen auf den spannenden Fernsehfilm konzentrieren, auf das anstrengende Geschäftstelefonat oder die neueste E-Mail. Genauso gut könnten Sie mal versuchen, sich zur Entspannung massieren zu lassen, während Sie Ihre Wohnung saugen. Witzlos, oder? Was halten Sie daher von diesem Vorschlag: Wenn Sie in Zukunft naschen, dann tun Sie einfach nichts anderes als zu naschen. Konzentrieren Sie sich voll und ganz auf den Genuss. Ist das gerade nicht möglich, weil Sie etwas Wichtigeres zu tun haben, dann naschen Sie eben nicht. Wäre doch schade, wenn Sie etwas so Schönem nicht die gebührende Aufmerksamkeit zukommen lassen könnten.

»Essen ist wertvoll«

Gehören Sie zu einer Generation, die in ihrer Kindheit gelernt hat, dass Essen etwas ungeheuer Wertvolles sei? Zugegeben, wer etwa in der (Nach-)Kriegszeit einmal echten Mangel erlebt hat, weiß heute, was er hat. Auch ein Blick über den eigenen Tellerrand – sei es auf die sozial schwachen Schichten im eigenen Land oder Hungernde in der Dritten Welt – lehrt uns, zu schätzen, was wir auf dem Teller haben. Und so gilt bis heute in mancher Familie: »Was auf dem Teller ist, wird auch aufgegessen« oder »Es ist falsch, Essen stehen zu lassen oder gar wegzuschmeißen, während andere Hunger leiden.« Also essen alle brav ihre Teller leer, auch wenn sie gar keinen Hunger mehr haben. Genauso wenig können viele einfach einmal Nein sagen, wenn man ihnen etwas zu essen anbietet.

Was dagegen hilft? Überdenken Sie Ihr Bewertungssystem und konzentrieren Sie sich auf die Aspekte, die Essen eben nicht wertvoll erscheinen lässt: Noch ein überflüssiger Kalorienhaufen. Schon wieder eine Handvoll dickmachender Zucker im Nachtisch, der direkt in den Bauchspeck wandert und noch dazu Karies verursachen kann. Lernen Sie außerdem, genussvoll Nein zu sagen. Verzichten Sie zum Beispiel bei der nächsten Familienfeier aufs Dessert: »Nein danke, ich möchte heute keinen Nachtisch.« Lernen Sie, es zu genießen, einen nicht leergegessenen Teller Nudeln beiseite zu schieben und zu sagen: »Danke, ich bin satt.« Na, wie fühlt sich das an? Einfach Gut!

Sich satt essen statt vollfressen

Das Gefühl für das richtige Maß gehört zum Plus-Minus-Prinzip wie der Deckel zum Topf: Wann ist es genug? Wann können Sie mit dem Essen aufhören? Orientieren Sie sich dabei nicht an dem, was noch auf Ihrem Teller liegt, sondern nur an Ihrem eigenen Sättigungsgefühl. Besonders gut klappt das, wenn Sie langsam essen. Es dauert nämlich eine Weile, bis die Füllungsmelder im Magen Bescheid geben, dass dieser voll ist. Und wenn man, bis es so weit ist, möglichst schnell und viel in sich hineinschaufelt, ist klar, dass man sich wie eine gemästete Gans fühlt. Essen Sie daher langsam und bewusst. Legen Sie immer einmal wieder das Besteck zur Seite und spüren Sie in sich, ob Sie noch Hunger haben. Fragen Sie sich: »Bin ich schon satt?« Wenn ja, hören Sie einfach auf, zu essen.

Die »Speck-Vorteile« hinterfragen

Genauso hinderlich für ein schlankeres Leben wie Ausreden sind die vermeintlichen »Vorteile« des übermäßigen Essgenusses sowie des ein oder anderen Kilos. Ja, Sie haben richtig gelesen: die Vorteile. Irgendetwas muss schließlich dran sein an den Speckröllchen. Warum sonst sollten so viele freiwillig mitmachen? Gehen Sie also auf die Suche: Worin steckt für Sie ganz persönlich der Nutzen des Übergewichts. Welche Vorteile bringt es Ihnen?

Brauchen Sie den Geschmackskick?

Kennen Sie das? Genüsslich schiebt man sich ein Stück Schokolade in den Mund. Herrlich, wie der Geschmack die Sinne kitzelt. So schön süß und cremig. Aber halt, Moment mal. Der Geschmack ist ja schon wieder weg. Das blöde Stück war einfach viel zu klein. Also schnell das nächste in den Mund. Wird es doch einmal zu süß, isst man zwischendrin eine Scheibe Wurst. Oder zwei oder drei. Manchmal braucht man das einfach.
Sie merken wahrscheinlich schon, worauf das hinausläuft: Je mehr Sie sich von dem vermeintlichen Kick holen, umso leerer und unbefriedigter fühlen Sie sich ohne ihn. Überlegen Sie also: Was wollen Sie mit den ganzen Geschmackkicks erreichen? Sich nicht unbefriedigt fühlen? Aber jeder einzelne Kick lässt Sie doch gerade nach kurzer Zeit unerfüllt zurück. Kick, Verlust, Kick, Verlust, Kick, Verlust.

Wäre es nicht schlauer, so manchen dieser Kicks einfach wegzulassen?
Unterbrechen Sie die kalorienreiche Spirale: Putzen Sie sich die Zähne. Trinken Sie ein Glas Wasser. Telefonieren Sie mit einer Freundin. Gehen Sie eine Runde um den Block. Egal, was Sie tun – Hauptsache, Sie tun etwas anderes als zu naschen. Und weil Sie dabei Ihre Aufmerksamkeit auf die neue Tätigkeit richten, werden Sie auch gar nichts vermissen.

Müssen Sie Ihre Stimmung regulieren?

Sie haben gerade ein bisschen Stress? Dann schnell was rein in den Mund. Sie fühlen sich mal wieder einsam? Nicht mit einer Tüte Chips. Langeweile? Dagegen könnte es doch helfen, sich schnell ein Brot zu machen. Frustriert? Dann nichts wie her mit dem Glas Rotwein und der bunten Pralinenschachtel.
Essen dient so oft als Stimmungsregulator, dass man es schon gar nicht mehr merkt. Wenn uns etwas schmeckt, streichelt es auch immer ein wenig die Seele – oft ganz unbewusst. Und genau aus diesem Grund können Sie sich fragen: Wie oft esse ich eigentlich, obwohl ich doch eigentlich Zuwendung, Entspannung, Geborgenheit, Zärtlichkeit oder Unterhaltung spüren möchte? Kann es sein, dass ich mich mit Essen oft einfach nur trösten will? Wenn ja, wäre es doch viel besser, Sie würden stattdessen die eigentli-

chen Probleme in Angriff nehmen: den Ärger im Büro, den Stress mit dem Partner, die Wut darüber, dass die Kinder nur schreien und die beste Freundin keine Zeit hat, mit Ihnen ins Kino zu gehen. Schluss mit den Ablenkungsmanövern. Schreiben Sie ein paar Tage lang ganz konsequent auf, wenn Sie etwas essen oder naschen und wie Sie sich dabei gerade fühlen. Bei jeder Scheibe Toast, bei jedem Gummibärchen und jeder Tasse Cappuccino. Haben Sie genügend Gründe gesammelt, nehmen Sie sich die Zeit, um ganz nüchtern zu überlegen, wie Sie die Herausforderungen bewältigen können, anstatt zu naschen. Denn anscheinend brauchen Sie überhaupt nichts Schmackhaftes im Mund, sondern eher mehr Selbstbewusstsein, vielleicht einen anderen Job oder eine neue Beziehung.

Schlechte Gefühle zuschütten

Manchmal scheint es, als könne Essen Gefühle sogar regelrecht betäuben. Wir stopfen dann so lange etwas in uns hinein, bis wir gar nichts mehr spüren – nichts von der vermeintlichen Ohnmacht, nichts von der Ungerechtigkeit und der Lieblosigkeit um uns herum. Nur ja nicht der eigenen Verwundbarkeit, Unsicherheit und Angst in die Augen blicken. Bald schwillt ein dicker Panzer, der vor der bösen Welt da draußen schützt und ein Gefühl von Robustheit, Stärke und Macht vermittelt.

Wie wäre es, wenn Sie schlechte Gefühle einfach einmal zulassen würden? Sie sind total frustriert? Na und, wer kennt das nicht? Sie sind verzweifelt? Ja, das ist traurig. Die Welt ist ungerecht? Stimmt. Die Frage ist doch nur: Was machen Sie daraus? Sobald Sie sich Ihre negativen Gefühle und Erfahrungen offen eingestehen, können Sie etwas dagegen unternehmen: die Ursachen analysieren, nach Lösungen suchen, den Frust als Antrieb verwenden und sich daraus befreien. Was dabei nicht hilft, ist essen.

Übergewicht zu zweit?

Kein Ulk: In einigen Fällen kann Übergewicht sogar helfen, eine Partnerschaft zu stützen. Statistiken zeigen immer wieder, dass viele Menschen zunehmen, sobald sie in einer Beziehung leben: Die einen passen ihre Essgewohnheiten aneinander an. Andere machen Schluss mit falscher Eitelkeit; der Partner ist doch längst »ins Netz gegangen«. Wieder andere nehmen aus Solidarität zu ihrem dickeren Partner zu. Besonders bedenklich wird es, wenn man Angst hat, den vermeintlich attraktiveren Partner zu verlieren, und ihn vorsorglich mästet, um nicht verlassen zu werden. Das kennen Sie? Dann ist es Zeit, an der eigenen Persönlichkeit zu arbeiten. Sie scheinen sich vor lauter Zweisamkeit selbst zu vergessen. Doch wirkliche Anziehung und Attraktivität basiert auf Stärke und innerer Unabhängigkeit.

Veränderung ist möglich

Zugegeben: Alte Gewohnheiten und Routine können sehr stark sein. Trotzdem ist Veränderung möglich. Denn mit etwas »Köpfchen« können Sie sich so zurechtbiegen, wie Sie es wollen.

Verändern Sie Ihr Leben

»Jetzt mache ich einmal eine Weile lang Diät, bis ich abgenommen habe. Dann esse ich wieder normal und halte mein neues Gewicht.« So denken viele. Doch leider wird es so garantiert nichts mit dem Traum vom Schlanksein. Eins müssen Sie sich nämlich klar machen: Ihr heutiges Leben ist das Resultat Ihrer gestrigen Gedanken, Taten und Gewohnheiten. Und wenn Sie morgen und übermorgen andere Ergebnisse sehen wollen, müssen Sie heute und morgen etwas anders machen als zuvor. Kurz: Es geht darum, Ihr Leben in einigen Punkten zu verändern – und zwar für immer. Erst so wird eine dauerhafte Veränderung realistisch. Es geht letztlich um Ihre Lebensweise, nicht um einen Wert auf der Waage. Für den Anfang genügt diese einfache Übung: Schreiben Sie sich eine Liste mit fünf »Plus«-Angewohnheiten, auf die Sie in Zukunft besonders leicht verzichten können. Cola trinken? Ab heute nur noch Cola light. Essen, bis der Teller leer ist? Ab heute essen Sie nur noch, wenn Sie wirklich Hunger haben. Den Aufzug in den zweiten Stock nehmen? Die Strecke wird ab jetzt gelaufen. Und so weiter.

Führen Sie ein Ernährungsprotokoll

Sie wollen mit schlechten alten Gewohnheiten brechen? Eine hervorragende Idee. Aber was sind das eigentlich für Gewohnheiten? Wissen Sie wirklich genau, woran Ihr Übergewicht liegt? Ist es das Mittagessen? Die Soft-Drinks? Sind es die vielen Zwischenmahlzeiten? Oder das selbst auferlegte »Hausverbot« im Fitnessstudio? Führen Sie ein paar Tage lang genau Buch darüber, was Sie essen und trinken – und wie viel Sie sich bewegen (siehe hintere Umschlagklappe). Schreiben Sie alles auf, was den Weg in Ihren Mund findet – jedes noch so kleine Stück. Wenn Ihnen das zu viel Arbeit ist, fotografieren Sie jeden Tag Ihre Mahlzeiten, Getränke und Naschereien mit dem Handy. Wetten, dass Sie bald sehr viel konkreter wissen, wo der Hebel ansetzen muss? Anschließend nehmen Sie sich die Zeit und analysieren alles nach dem Plus-Minus-Prinzip. Sicher fallen Ihnen schlanke Alternativen ein.

Lassen Sie sich Zeit

Natürlich sollen Sie nicht Ihr ganzes Leben auf einmal verändern. Es wäre wirklich ein bisschen zu viel verlangt, wenn sich ein stubenhockender Schokoholic von einem Tag auf den anderen in einen dauerjoggenden Eiweißverwerter verwandeln sollte. Und selbst wenn das Unterfangen klappen würde, wäre es nur eine Frage der Zeit, wann der Rückfall droht.

Fangen Sie es schlauer an und verändern Sie Stück für Stück. Wenn Sie ab morgen ein paar Dinge richtig machen, ist das viel besser, als eine Menge Ideen nur halbherzig in die Tat umzusetzen. Stellen Sie zum Beispiel zunächst nur eine Mahlzeit am Tag nach dem Plus-Minus-Prinzip zusammen, nicht gleich alle drei. Erst wenn daraus eine Gewohnheit geworden ist, nehmen Sie die nächste Mahlzeit in Angriff. Verbessern Sie Ihr Leben langsam.

Suchen Sie Ersatzhandlungen fürs Essen

Gerade wenn Sie oft aus emotionalen Gründen zum Kühlschrank tigern, ist eins ganz wichtig: Suchen Sie sich gute Ersatzhandlungen für unnötiges Essen. Wenn Sie zum Beispiel immer dann wie magisch nach den Gummibärchen greifen, wenn Sie frustriert sind, dann gewöhnen Sie sich konsequent an, stattdessen ein Glas Wasser zu trinken, einen Spaziergang mit dem Hund zu machen oder eine Freundin anzurufen. Sie werden sehen: All das hilft, Ihre Stimmung zu verbessern – viel besser übrigens als die süßen Naschwaren. Manchmal geht es dem Gehirn nur darum, überhaupt irgendetwas zu tun – sei es nun naschen oder etwas anderes. Machen Sie auf jeden Fall das andere.

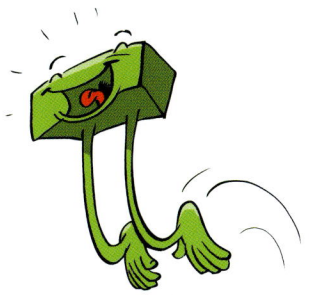

Knüpfen Sie aus Spinnweben Drahtseile

Wenn Sie Ihr Verhalten ändern wollen, geht es unterm Strich darum, sich selbst umzuprogrammieren; genauer gesagt die Netzwerke im eigenen Kopf. Denn im Prinzip sind es die Nervenverbindungen im Gehirn, die Ihr Verhalten bestimmen. Wurden zwei Nerven oft genug miteinander aktiviert, reicht das, um sie zu verkoppeln. Sie gehören dann quasi untrennbar zusammen, wie Frust – essen, Frust – essen. Frust? Klar: essen.

Das Tolle: Auf eben diese Weise können Sie ganz bewusst auch neue Verknüpfungen wachsen lassen: Frust – laufen. Frust – laufen. Frust? Klar: laufen. Wenn Sie konsequent sind, geschieht nach einer Weile das vermeintliche Wunder: Das Neue fällt genauso leicht wie das Alte.

Führen Sie eine Strichliste

Legen Sie sich bei besonders wichtigen neuen Handlungen Strichlisten an. Wie oft haben Sie die neuen Verhaltensweisen schon ausgeführt? Dreimal? Fünfmal? Zehnmal? Viel zu selten. Damit sich daraus Gewohnheiten bilden, müssen Sie sie öfter üben – jeden Tag und ohne Unterbrechung. Lassen Sie Ihre Liste auf mindestens dreißig Strichlein anwachsen. Und wenn Sie einen Tag Pause machen, beginnen Sie wieder bei Null. Schließlich wollen Sie die neuen Verknüpfungen einüben, nicht die alten.

Der Weg ist das Ziel

In nur zwei Wochen zur Bikini-Figur? Oft ist das ein Ding der Unmöglichkeit. Vor allem Übergewichtige haben schließlich zuvor jahrelang am Gegenteil »gearbeitet«. Kein Wunder also, dass der Frust groß ist, wenn das heiß ersehnte Ziel nicht erreicht wird. Mit unrealistischen Ansprüchen nehmen Sie sich jeden Wind aus den Segeln. Setzen Sie sich lieber motivierende (Etappen-)Ziele.

Hängen Sie keinen Illusionen nach

Vergessen Sie sämtliche Trugbilder: Sie werden nicht plötzlich rank und schlank, nur weil Sie täglich den Rüttelgürtel anschalten, ein paar Appetitzügler und Abführmittel schlucken und die neueste Wunderdiät aus einer Illustrierten ausprobieren. Schlank zu werden bedeutet, so zu leben, wie es Schlanke tun. Und Überraschung: Schlanke essen. Schlanke genießen. Und Schlanke machen sich oft viel weniger Gedanken übers Essen als so mancher Übergewichtige. Dafür haben Schlanke jede Menge schlankmachender Gewohnheiten – sie wenden das Plus-Minus-Prinzip gewissermaßen unbewusst an. Ein Leben lang. Sie quälen sich nicht durch harte Diäten, weil ohnehin klar ist: Was man für ein paar Wochen so alles an Einschränkungen in Kauf nimmt, hält man nie und nimmer für immer durch. Wie auch? Irgendwann kommt ganz sicher der Rückfall in alte (Ess-)Gewohnheiten.

Überlegen Sie doch einmal: Wo hoffen Sie selbst völlig unrealistisch auf Erfolg? Und dann forschen Sie, ob dieser Selbstbetrug nicht auch nur eine unbewusste Strategie Ihrer Psyche ist, um Ihnen einen »triftigen« Grund zu liefern, wieder den alten Gewohnheiten zu verfallen. Sie können schließlich nichts dafür, dass es nicht geklappt hat – Sie haben ja alles versucht. Ja, alles, außer das Realistische.

Gehen Sie Schritt für Schritt voran

Anstatt allzu harte Regeln festzulegen, ist es meist schlauer, bei einer Veränderung alles so einzurichten, dass man sich möglichst leicht überwinden kann. Im Klartext bedeutet das, dass jede neue Verhaltensweise sich auch im Alltag gut umsetzen lassen muss. Und auf Genuss zu verzichten ist überhaupt nicht gut umzusetzen. Das Plus-Minus-Prinzip bietet statt eines starren Regelkorsetts eine möglichst flexible Kontrolle. So schaffen Sie es, Ihr Leben langsam umzuwandeln – ganz flexibel, je nach Bedarf. Etwa, indem Sie statt je einen Liter Cola und Apfelschorle täglich einen Liter Wasser trinken – und von den anderen beiden nur noch jeweils einen halben Liter. Obwohl Sie sich nichts verbieten, rutschen Sie so auf der Plus-Minus-Skala ein ganzes Stück nach unten: von acht »Plus« (je Liter vier Gläser à ein »Plus«) auf zwei (vier Gläser à ein »Plus« und zwei »Minus«).

Statt sich mühsam zu kasteien, bauen Sie Ausnahmen und kleine »Sünden« von vorneherein in Ihren Ernährungsplan ein – zum Beispiel, indem Sie sich ein Wochenlimit setzen: »Diese Woche esse ich zwei Tafeln Schokolade und trinke eine Flasche Wein.« Würden Sie stattdessen versuchen, gänzlich auf Wein und Schokolade zu verzichten, hätten Sie Tag für Tag ein Gefühl des Verlusts. Natürlich sollten Sie auch besondere Anlässe wie Feste in Ihren Essensplan mit aufnehmen: »Auf der Party morgen darf geschlemmt werden, dafür halte ich mich aber heute auch ein bisschen zurück.«

Fangen Sie jeden Tag aufs Neue an

Eigentlich hatten Sie sich ja vorgenommen, standhaft zu bleiben. Nun aber sind Sie kurz gestolpert und denken sich: »Egal, jetzt ist es sowieso schon zu spät. Dann kann ich auch gleich machen, was ich will.« Und schon greifen Sie ohne Hemmungen zu. Kommt Ihnen bekannt vor? Kein Wunder. Einer der größten Irrtümer über Veränderungen ist, zu glauben, man bräuchte besonders viel Anlauf, um sie anzustoßen. Dabei steigt die Motivation oft wie von selbst, wenn Sie nur erst anfangen. Veränderung ist jederzeit möglich. Und ebenso können Sie auch jederzeit einfach damit anfangen. Lassen Sie sich von kleinen Ausrutschern nicht entmutigen. Starten Sie neu durch.

Am besten machen Sie sich jeden Morgen nach dem Aufwachen erst mal klar, dass ein wundervoller neuer Tag in Ihrem Leben vor Ihnen liegt. Alles steht auf Null. Jeden Tag. Immer. Jetzt. Die Vergangenheit gibt es nicht mehr. Es gibt nur noch jetzt und die Zukunft.

Bereiten Sie sich mental auf Hürden vor

Eins ist klar: Ohne die eine oder andere Hürde wird das »Unternehmen Schlank« sicher nicht ablaufen. Daher ist es wichtig, wie Sie Hürden betrachten? Sind sie ein Grund (oder ein Vorwand), um daran zu scheitern? Oder eher eine Möglichkeit, um zu üben? Keine Frage, Letzteres verspricht mehr Erfolg. Wenn Sie sogar in kniffligen Situationen die Kontrolle behalten, schaffen Sie das sonst erst recht. Fragen Sie sich also ganz bewusst: Welche Hürden könnten mir unterwegs begegnen? Und was kann ich dann dagegen tun? Lacht Sie die Nuss-Nougat-Creme aus dem Vorratsschrank an? Dann grinsen Sie doch einfach ganz selbstbewusst zurück und sagen: »Hallo Specklieferant, du bleibst im Schrank.« Bietet Ihnen der Kollege ein paar Kekse zum Kaffee an, antworten Sie souverän: »Nein danke, heute nicht.« Und wenn die Kantine wieder nur Kalorienbomben im Angebot hat, greifen Sie eben am Salatbuffet zu. Wer sich auf Hürden einstellt, springt viel einfacher darüber.

Das A und O: Motivation

Eine der wichtigsten Voraussetzungen, um etwas im Leben zu verbessern, ist die eigene Motivation. Kein Wunder, dass sich viele Menschen immer wieder fragen: »Woher kommt eigentlich der innere Antrieb? Und wie kann ich ihn bewusst stärken?« Die gute Nachricht: Motivation kann viele Ursachen haben. Und wenn Sie es richtig anstellen, können Sie sie tatsächlich bewusst steigern – auch wenn das manchmal schwierig wird.

Verwandeln Sie Frust in Motivation

Keine Frage, Übergewicht hat viele Nachteile. Einer der augenscheinlichsten ist, dass sich Dicke in ihrer Haut meist nicht besonders wohl fühlen. Sie schämen sich für ihren Anblick, egal ob auf Familien- und Bewerbungsfotos, im Schwimmbad oder bei der Suche nach neuen Kleidern. Das Gemeine daran ist, dass gerade in solchen Situationen die Essen-aus-Frust-Falle zuschnappt: Schnell ein kleiner Trost in Form eines leckeren Häppchens. Und schon wieder hat einen die Psyche an der Nase herumgeführt. Schade, denn dadurch duckt man sich weg, anstatt die zugrunde liegende Herausforderung zu lösen. Viel besser wäre es nämlich, den Frust in Motivation umzuwandeln. Doch dafür müssten Sie diesen Frust erst einmal ganz bewusst wahrnehmen. Und das erfordert Ehrlichkeit gegenüber sich selbst: »Welches Gefühl verschafft mir

mein Übergewicht?« Ist es Scham? Frust? Verzweiflung? Unsicherheit? Halt, stopp: Es ist höchste Zeit, endlich dagegen vorzugehen. Schließlich sind es oft gerade die schmerzhaften Erfahrungen im Leben, die zu Veränderungen motivieren.

Achten Sie einmal darauf: Wie oft am Tag frustriert Sie Ihr Gewicht? In welchen Situationen? Bei welchen Gelegenheiten? Seien Sie ehrlich zu sich selbst, schieben Sie die negativen Emotionen nicht beiseite. Stellen Sie sich lieber möglichst real vor, wie schön es wäre, wenn Sie Ihr Traumgewicht erreicht hätten? Wie würden Sie sich fühlen, wie sich selbst sehen? Wie stolz wären Sie? Nehmen Sie Ihren Frust zum Anlass, zu handeln.

Wege aus der Gleichgültigkeit

Ist Ihnen Ihr Übergewicht einfach egal und stehen Sie Ihren Extra-Pfunden so »schmerzfrei« gegenüber, dass Sie gar nicht in die Situation kommen, sie als Problem zu erkennen, kommen Sie mit dieser Strategie natürlich nicht weiter. Schließlich zieht man eine Veränderung überhaupt erst in Erwägung, wenn man einen triftigen Grund verspürt, sich zu ändern. Manchmal muss es eben erst weh tun, ehe man sich in Bewegung setzt. Deshalb ist auch in diesem schwierigen Fall echte Ehrlichkeit gefragt: Stellen Sie sich auf die Waage, lassen Sie sich im Profil fotografieren, und bitten Sie enge Vertraute um ein offenes Feedback. Ist Ihre

Figur wirklich so in Ordnung, wie Sie vermuten? Nicht ganz? Dann wird es höchste Zeit, dass Sie das endlich stört. Machen Sie sich klar: Sie selbst sind das Gewicht auf der Waage. Sie sind der »Unbekannte« auf dem Foto. Sie sind es, den andere als moppelig bezeichnen. Weil Sie zu dick sind. Viel dicker als Sie es wahrhaben wollen. Und das wollen Sie doch nicht sein, oder? Das tut Ihnen weh. Und ist doch echt ein Grund, etwas zu verändern.

Definieren Sie Sinn und Ziel

Einer der stärksten Motivatoren überhaupt: Zu wissen, warum man etwas tut. Ihr Verhalten und all Ihre Bestrebungen müssen einen Sinn haben, sonst brechen Sie wieder ab, sobald es einmal ein bisschen schwieriger wird.

Daher noch einmal: Der Sinn des Plus-Minus-Prinzips liegt nicht im Abnehmen. Er liegt darin, Ihnen zu helfen, schlank zu sein. Doch warum nur hat das Wörtchen schlank so eine Anziehung auf die Menschen? Ganz einfach, weil wir damit lauter positive Bedeutungen verknüpfen: ein besseres Körpergefühl, mehr Selbstbewusstsein, mehr Attraktivität, mehr Dynamik, mehr Gelassenheit, mehr Energie – die Liste ließe sich wohl endlos fortsetzen. Klingt schön, nicht wahr? Und schon haben Sie den Sinn und das Ziel, das Sie brauchen. Sie wollen bald toll aussehen, sich stark fühlen, voller Energie, Gelassenheit und Selbstbewusst-

sein und ein viel besseres Körpergefühl haben. Was ist dagegen schon eine kleine Veränderung im Verhalten?

Und nun? Kramen Sie ein paar schöne alte Fotos hervor, auf denen Sie noch schlanker waren und vervielfältigen Sie sie; vergrößern Sie die schönsten ruhig auf Postergröße. Und dann hängen Sie diese schönen Bilder überall in Ihrem persönlichen Umfeld auf: am Kleiderschrank, an der Kühlschranktüre, auf der Büropinnwand. Auf diese Weise haben Sie immer vor Augen, wo Sie hinwollen: zurück in Ihren »alten« Körper. Koste es, was es wolle. Mit dem Plus-Minus-Prinzip werden Sie es schaffen.

> Auch die längste Reise beginnt mit einem ersten Schritt. Also, los geht's. Jetzt!

Legen Sie Etappen fest

Wie kommt man am besten von einem Ort zum anderen? Indem man die Etappen zwischen Start und Ziel absteckt und sich dann auf den Weg macht. Genauso geht es auch beim erfolgreichen Schlankwerden: Wo starten Sie und wo wollen Sie hin? Was liegt dazwischen? Ganz klar: Dazwischen liegen etliche »Minus«-Angewohnheiten wie »Minus«-Gedanken, -Gerichte, -Getränke oder Bewegung. Die Summe dieser einzelnen Verhaltensweisen führt schließlich zum Erfolg. Von heute auf morgen geht das zwar leider nicht. Aber von heute auf übermorgen. Also: Wie sieht Ihr Weg zum Ziel aus? In welcher Zeit wollen Sie ihn gehen? Wollen Sie möglichst schnell ankommen, müssen Sie in kurzer Zeit besonders viel »Minus« sammeln. Wollen Sie es etwas gemächlicher angehen, dann darf hin und wieder ruhig auch einmal ein »Plus« dabei sein. Sie machen sich den Anfang übrigens besonders leicht, indem Sie einfach loslegen, statt lange auf die nötige Motivation zu warten. Die kommt dann schon mit der Handlung. Genauso wie der Hunger beim Essen.

Visualisieren Sie den Weg

Im Spitzensport gibt es eine Mental-Technik, die sich »Visualisierung« nennt: Vor der tatsächlichen Bewegung stellt sich der Sportler zunächst bildhaft vor, wie er sie tatsächlich ausführt. Ein Elf-meterschütze zum Beispiel »sieht« seinen Schuss, noch bevor er auf den Ball zielt. Ein Hürdenläufer »betrachtet« jeden Schritt seines Laufs, um dann einfach nachzumachen, was er zuvor im Geiste vorbereitet hat.

Die gleiche Technik können auch Sie sich beim Plus-Minus-Prinzip zunutze machen: Was werden Sie heute wohl alles erleben? Wo könnten Sie heute besonders gut ein paar »Minus« sammeln? Etwa beim Super-Müsli zum Frühstück (siehe Seite 70 ff.). Oder indem Sie die Pralinenschachtel auf dem Schreibtisch der Kollegin einfach einmal ignorieren. Am Salatbuffet in der Kantine, beim Toben mit den Kindern oder heute Abend im Fitnessstudio – es gibt jeden Tag aufs Neue unzählige Möglichkeiten, das Richtige zu tun. Je klarer Sie sich vorher selbst das Richtige machen »sehen«, desto wahrscheinlicher ist es, dass sie all dies auch in die Tat umsetzen. Worauf warten Sie eigentlich noch? Jetzt schließen Sie schon die Augen und planen Sie.

Führen Sie ein gutes inneres Selbstgespräch

Neigen Sie dazu, sich selbst den Mut zu nehmen? »Das schaffe ich sowieso nicht.« »Viel zu schwer für mich.« »Dafür bin ich zu schwach.« Kein Wunder, dass Sie abbrechen, sobald die erste Hürde kommt. Denn dann bestätigt sich innerlich, was Sie doch ohnehin schon immer wussten.

Schade. Denn man bringt gerade dann gute Leistungen, wenn man sich selbst lobt. Sie haben richtig gelesen: Wenn man sich selbst lobt. Denn Eigenlob stinkt keineswegs, wie uns der Volksmund oft weismachen will. Im Gegenteil: Wer soll Sie denn loben, wenn Sie es nicht selbst tun? Ihr Partner etwa? Die Nachbarin? Oder gar Ihr Chef? Mal ehrlich: Die meisten Menschen sind doch viel zu sehr mit sich selbst beschäftigt. Wie können Sie da verlangen, dass sie Ihnen mal anerkennend auf die Schulter klopfen, nur weil Sie einen Salat zum Schnitzel gegessen haben statt der üblichen Portion Pommes frites? Wie sollen andere wissen, was diese vermeintliche Kleinigkeit für Sie bedeutet?

Die Lösung ist klar: Loben Sie sich selbst, anstatt an jeder vermeintlichen Hürde zu scheitern. Machen Sie sich in inneren Selbstgesprächen Mut. Sagen Sie öfter »Gut gemacht«, »Das schaffst du natürlich«, »Wer, wenn nicht du? Wo, wenn nicht hier? Wann, wenn nicht jetzt?« und »Danke für diesen kleinen Test meiner inneren Stärke.« Suchen Sie am besten regelrecht nach Situationen, in denen Sie sich bewähren können und die Sie aufbauen. Loben Sie sich selbst für jeden Schritt in die richtige Richtung. Brotkorb ignoriert? »Super gemacht.« Die Quengelregale an der Supermarktkasse übersehen? »Klasse, das Zeug brauchst du doch auch gar nicht.« Im Bauch-Beine-Po-Kurs gewesen? »Wow, das war super.« Wer, außer Ihnen selbst, soll verstehen können, wie wichtig Ihnen das alles ist? Keiner, oder? Je mehr Erfolge Sie dadurch anhäufen, desto einfacher fällt es Ihnen, sich selbst gut zu finden. Sie sammeln dafür ja auch einen guten Grund nach dem anderen. Bravo.

Sie werden schnell sehen: Bald schon machen Sie tatsächlich alles viel besser als vorher und schaffen, was Sie sich vorgenommen haben. Eigenlob stimmt. Legen Sie los damit.

Fragen Sie sich: »Was kann ich tun?«, anstatt »Was kann ich nicht tun?«

Unterstützung ist wichtig

Nachdem Sie sich selbst gestärkt haben, können Sie sich auch von außen Unterstützung suchen: von anderen Menschen, positiven Erlebnissen und Erfolgen. Vorausgesetzt, Sie wollen sich helfen lassen.

Suchen Sie Mitstreiter im eigenen Umfeld

Es gibt sie noch immer: Menschen, die meinen, alles allein schaffen zu müssen. Dazu gehört es auch, ihre Figur in den Griff zu kriegen. Das Problem dabei: Wenn niemand von Ihrem Vorhaben erfährt, leben alle um Sie herum so weiter wie zuvor – und das macht eine Lebensumstellung unnötig hart. Wie soll man auch stressfrei kalorienbewusst kochen, wenn der Rest der Familie nicht weiß, was man vorhat? Suchen Sie sich daher unbedingt Unterstützung – beim Partner, in der Familie, bei den besten Freunden und den Kollegen. Jeder soll wissen, was Sie tun. So kann Sie jeder darin unterstützen; er wird Sie zumindest nicht offensichtlich sabotieren. Besonders wichtig ist das in Familien mit Kindern: Denn Ihre Kinder lernen das, was Sie ihnen über die Jahre beibringen – auch beim Essen.

Erklären Sie Ihren Kindern daher Ihre neuen Spielregeln – und lassen Sie sie aktiv daran teilhaben. Machen Sie es Ihnen schmackhaft: Wollen Ihre Kinder beim Plus-Minus-Konzept mitrechnen, mitkochen, mit einkaufen? Wetten, dass die Kleinen bald begeistert dabei sind?

Am besten weihen Sie Ihr näheres Umfeld gleich heute noch ein. Berufen Sie feierlich eine Besprechung ein, in der Sie Ihre Absichten erklären. Bitten Sie jeden um konstruktive Mitarbeit und Vorschläge. Sie werden sehen: Bald haben Sie die Unterstützung, die Sie so dringend brauchen.

Gruppen tun (manchmal) gut

Wer unter Gleichgesinnten Erfahrungen austauscht, macht sich gegenseitig Mut und »kontrolliert« einander, was viele dazu »verpflichtet«, am Ball zu bleiben.

Suchen Sie zum Beispiel im Internet oder im Stadtanzeiger nach Gleichgesinnten – oder geben Sie selbst eine Annonce auf. Aber Vorsicht: Auch in einer Gruppe dürfen Sie die Verantwortung für sich selbst nicht abgeben. Sonst geraten Sie ganz schnell in altes Fahrwasser, sobald die anderen nicht mehr da sind. Und noch eine weitere Gefahr lauert in der Gruppe: das »institutionalisierte Opferverhalten« nach dem Motto: »Wir können alle nichts dafür, also lasst uns einander bedauern«, aber nichts verändern. Sollten Sie versehentlich in so einen Jammerclub geraten, suchen Sie schnellstmöglich das Weite.

Ahmen Sie andere nach

Profitieren Sie gnadenlos von den Erfahrungen, Tipps und Tricks derer, die bereits erfolgreich Pfunde verloren haben. Schauen Sie sich dazu im Familien-, Freundes- und Bekanntenkreis um:

Wer hat bereits geschafft, was Sie schaffen wollen? Und dann löchern Sie diese »Vorbilder« mit neugierigen Fragen: Wie haben sie es geschafft? Was genau haben sie dafür getan? Wie haben sie gedacht? Was mussten sie neu lernen? Welche Hürden mussten sie überspringen? Wie hat sich ihr Leben positiv verändert? Was würden sie heute anders machen? Kopieren Sie so viel wie möglich von den Gedanken und Gewohnheiten Ihrer »Superhelden«.

Bereichern Sie Ihr Leben

Was den Erfolg des Plus-Minus-Konzepts mit am meisten unterstützt, ist ein erfülltes Leben. Warum? Sind wir doch ehrlich: Auch Langeweile ist nur allzu oft der Antrieb zu essen. Ansonsten sieht es ja oft mau aus mit aufregenden Alltagsunterhaltungen: Einen Film auf DVD gucken? Das Aquarium reinigen? Die Steuererklärung machen? Na, dann schon lieber etwas Gutes essen.

Dabei gibt es genügend Möglichkeiten, das Leben ein bisschen spannender zu machen. Treten Sie einem Sportclub bei. Streichen Sie Ihre Wohnung neu. Machen Sie den Motorradführerschein. Lernen Sie Tangotanzen oder beginnen Sie einen Abendstudiengang. Sie werden staunen, wie sehr das Essen dadurch in den Hintergrund rückt. Dick und inaktiv sein mag zwar einfacher sein. Aber schlank und aktiv sein macht viel mehr Spaß.

Sammeln Sie bewusst Erfolge

Basteln Sie sich ein starkes Selbstbewusstsein – und zwar indem Sie Erfolge sammeln wie andere Leute Rabattmarken. Denn Erfolg macht stolz und erfahren. Und das bewirkt, dass Sie sich neuen Herausforderungen gegenüber besser gewappnet fühlen als zuvor. Immerhin beweist der letzte Erfolg, was Sie alles drauf haben. Insofern ist gerade dieses Erfolgspunkte-Sammeln einer der Hauptgründe dafür, warum erfolgreiche Menschen immer wieder weiter kommen: Erfolg macht eben stark und selbstbewusst. Man traut sich mehr zu als andere, weil man es sich selbst schon bewiesen hat. Waren Sie mal wieder eine Runde joggen? Super. Sind Sie tapfer am Süßigkeitenregal im Supermarkt vorbeigegangen? Gratulation. Zeigt die Waage schon wieder ein halbes Kilo weniger? Großartig.

Sammeln Sie so viele Erfolge, wie Sie nur können. Und werfen Sie zum Beispiel jedes Mal 50 Cent in ein Marmeladenglas oder machen Sie ein dickes Kreuz im Kalender. Na, wie fühlt sich das an? Erfolge sind übrigens auch auf anderen Gebieten wichtig: Das gewagte berufliche Projekt geschafft? Endlich das hinausgezögerte Gespräch geführt? Eine tiefe Angst besiegt? Sie sind ein Held. Denn genau so geht es. Sie stärken Ihr Selbstbewusstsein und werden sich selbst eine Riesenstütze. Egal, worin Ihr Ziel besteht.

Gönnen Sie sich auch mal etwas

Eins ist Ihnen mittlerweile sicher klar geworden: Sich ab und zu etwas Kalorienreiches gönnen zu dürfen, ist ein wichtiger Baustein im Plus-Minus-Konzept. Je besser Sie nämlich mit sich selbst umgehen, desto leichter fliegt Ihnen der Erfolg zu.

Genießen Sie ganz bewusst

Je eher Sie lernen, bewusst zu genießen, desto besser. Sie verspüren dann nämlich keinen Mangel, selbst wenn Sie ein kleineres Stück Schokolade essen als bisher üblich. Sie können dem winzigen Stückchen ja umso größere Aufmerksamkeit widmen: Hmm, lecker.

Essen muss Spaß machen und schmecken. Erlauben Sie sich daher, worauf Sie Lust haben – allerdings in sinnvollem Maß. Es spricht nichts dagegen, einmal eine fettige Pizza zu genießen oder ein Bier zu trinken. Aber bestellen Sie deshalb nicht gleich jeden zweiten Tag eine Pizza; Ihr Italiener hat auch andere Gerichte zur Auswahl. Trinken Sie nicht jeden Tag mehrere Gläser Bier. Sonst verliert auch das beste Schlemmen seinen Reiz: Wie soll man sich über etwas freuen, das man ohnehin im Übermaß hat? Wenn Sie es so sehen, dürfen Sie sogar bei den besonders leckeren »Schweinereien« zugreifen. Es muss ja nicht gleich die ganze Rosinenschnecke oder die ganze Chipstüte sein. Die Hälfte tut es schließlich auch.

Nehmen Sie sich Zeit zum Essen

Neben den kulinarischen Aspekten gehört noch etwas ganz anderes zu einem guten Essen: die Zeit. Denn nur wer sich nicht hetzen muss, kann wirklich genießen. Sind Sie in Gedanken schon beim nächsten Termin, stopfen Sie relativ genussfrei alles in sich hinein, was gerade auf dem Teller liegt. Verständlich, dass man so kaum ein wertschätzendes Verhältnis zum Essen aufbaut. Wer so isst, genießt nicht. Er vernichtet nur.

Am besten nehmen Sie sich mindestens 30 Minuten Zeit fürs Essen. Vielleicht klappt es ja sogar immer zur gleichen Tageszeit und im Kreise der ganzen Familie? Wer es schafft, seinen Tagesablauf so zu strukturieren, dass auch Ruhe- und Genussrituale darin Platz haben, isst

> Nur wer sich hin und wieder etwas Gutes tut, kann auch einmal freiwillig verzichten.

entspannter, genießt besser, sorgt für gute Atmosphäre – und lebt einfach schlanker. Denken Sie ab sofort daran: Wann immer Sie am Tisch sitzen, ist es Ihre wichtigste Aufgabe, das Essen zu genießen. Dazu gehört auch, dass die Zeiten, in denen Sie mal so nebenbei ein Brot im Stehen vertilgt haben, vorbei sind. Machen Sie es sich möglichst schön beim Essen: mit Geschirr, Besteck, Servietten, vielleicht sogar Kerzen. So laufen Sie kaum Gefahr, gestresst zu schlingen.

Lernen Sie, zu entspannen

Sich bewusst entspannen zu können, unterstützt Sie auf dem Weg zu einem schlanken Leben – und ist überdies Genuss pur. Gewöhnen Sie sich an, bei Stress erst mal in Ruhe durchzuatmen. Was passiert gerade? Müssen Sie sich deswegen aufregen? Nein?

Dann kommen Sie runter. Atmen Sie in Ruhe durch, laufen Sie ein paar Schritte, zählen Sie langsam bis 20. Die Fähigkeit zu entspannen, hilft Ihnen, die Ursache für Ihre Heißhungerattacken in den Griff zu kriegen, anstatt bei Stress und Anspannung automatisch zum Kühlschrank zu rennen und sinnlos zu futtern.

In einem zweiten Schritt sollten Sie dann lernen, den Alltagsstress zu reduzieren, indem Sie sich besser organisieren. Vielleicht hilft ein Kurs im Selbstmanagement? Oder ein gutes Buch zu diesem Thema? Auch klassische Entspannungsmethoden wie Autogenes Training oder Progressive Muskelentspannung helfen, schwierige Situationen relativ locker zu umgehen. Üben Sie auf jeden Fall feste Rituale ein, die Ihnen dabei helfen, bei Stress abzuschalten. Ziehen Sie sich zum Beispiel jeden Tag eine Stunde zurück, um ganz alleine zu sein. Lesen Sie ein gutes Buch. Sie werden sich großartig fühlen – und ganz nebenbei abnehmen.

Verzeihen Sie sich Fehler

Wer mit sich selbst besonders hart ins Gericht geht, sobald einmal etwas nicht so klappt wie es soll, leidet doppelt: durch die Auswirkungen des Fehlers selbst und aufgrund der inneren Unzufriedenheit. Doch kein Mensch ist perfekt. Verzeihen Sie sich also Ihre Fehler: Ärgern Sie sich nicht, wenn Sie etwas falsch gemacht haben. Tragen Sie stattdessen lieber in eine Checkliste ein, was Sie beim nächsten Mal besser machen können: Woran liegt es, dass es noch nicht geklappt hat? Was können Sie anders machen? Also: Schon wieder den Salat vergessen? Und wie automatisch die fettige Carbonara bestellt?

Machen Sie sich keine Vorwürfe, sondern merken Sie sich den Fehler – und machen Sie es das nächste Mal anders. Das Leben ist schließlich ein Prozess. Und Sie haben jeden Tag die Chance, ein bisschen dazuzulernen. Vorausgesetzt, Sie wollen das auch.

Das mentale Schlank-Programm

› Erträumen Sie sich Ihren eigenen Traumkörper: »Wie wollen Sie aussehen? Wie wollen Sie sich fühlen?«

› Freuen Sie sich auf Veränderungen. Es lohnt sich, für seinen Traum zu kämpfen.

› Sie haben es selbst in der Hand, ob Sie dick bleiben oder lieber schlank sein wollen. Werden Sie aktiv.

› Freuen Sie sich auf all die spannenden Erfahrungen, die Sie auf dem Weg zum Schlanksein erfahren werden.

› Werden Sie Experte für gesunde Geschmackserlebnisse.

› Naschen Sie nur bewusst und mit Genuss, nicht nebenher.

› Lernen Sie, zum Essen auch einmal Nein zu sagen – und vergessen Sie nicht, dass Sie Ihren Teller nicht immer leer essen müssen.

› Unterbrechen Sie die kalorienreiche Geschmackskick-Spirale. Richten Sie Ihre Aufmerksamkeit auf andere Dinge.

› Essen hilft nicht wirklich gegen schlechte Gefühle; allenfalls tröstet es ein bisschen darüber hinweg. Gehen Sie besser den wahren Ursachen für die Verstimmungen auf den Grund.

› Starke Partner stärken sich selbst. Übergewicht ist kein Garant für eine glückliche Partnerschaft.

› Setzen Sie sich realistische Ziele.

› Gehen Sie Schritt für Schritt voran – Kilo für Kilo.

› Geben Sie nicht auf, wenn Sie einmal gesündigt haben. Fangen Sie jeden Tag aufs Neue mit dem Plus-Minus-Prinzip an.

› Bereiten Sie sich mental auf Hürden vor, die sich Ihrem Ziel entgegenstellen. Dann wissen Sie im Ernstfall, was zu tun ist.

- Führen Sie ein Ernährungsprotokoll.
- Lassen Sie sich Zeit. Sie bleiben eher am Ball, wenn Sie Veränderungen Schritt für Schritt angehen.
- Suchen Sie Ersatzhandlungen für unnötiges Essen.
- Lösen Sie alte Nervenverknüpfungen, indem Sie neue Verhaltensweisen einüben.
- Verwandeln Sie Frust in Motivation; jeder Ärger über die Pfunde hilft Ihnen beim Schlankwerden.
- Definieren Sie Ihr Ziel: Wie wollen Sie aussehen?
- Klären Sie, wie viel Zeit Sie sich geben wollen, Ihr Idealgewicht zu erreichen.
- Visualisieren Sie den Weg; spielen Sie vor Ihrem inneren Auge durch, wie Sie es anpacken wollen.
- Loben Sie sich selbst für jeden noch so kleinen Erfolg.
- Suchen Sie Mitstreiter; profitieren Sie von ihren Erfahrungen.
- Suchen Sie sich neue Hobbys, um sich abzulenken.
- Stärken Sie Ihr Selbstbewusstsein.
- Genießen Sie kleine Ernährungssünden ganz bewusst. Und dann machen Sie sich wieder auf den Weg zur Traumfigur.
- Nehmen Sie sich immer genug Zeit zum Essen.
- Lernen Sie, zu entspannen. Stress ist die Essfalle Nummer 1.
- Niemand ist unfehlbar. Verzeihen Sie sich Essfehler und machen Sie einfach weiter.

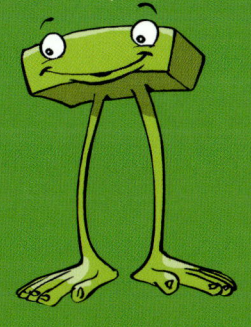

Hey, man ist nur dann ein Superheld, wenn man sich selbst für super hält.

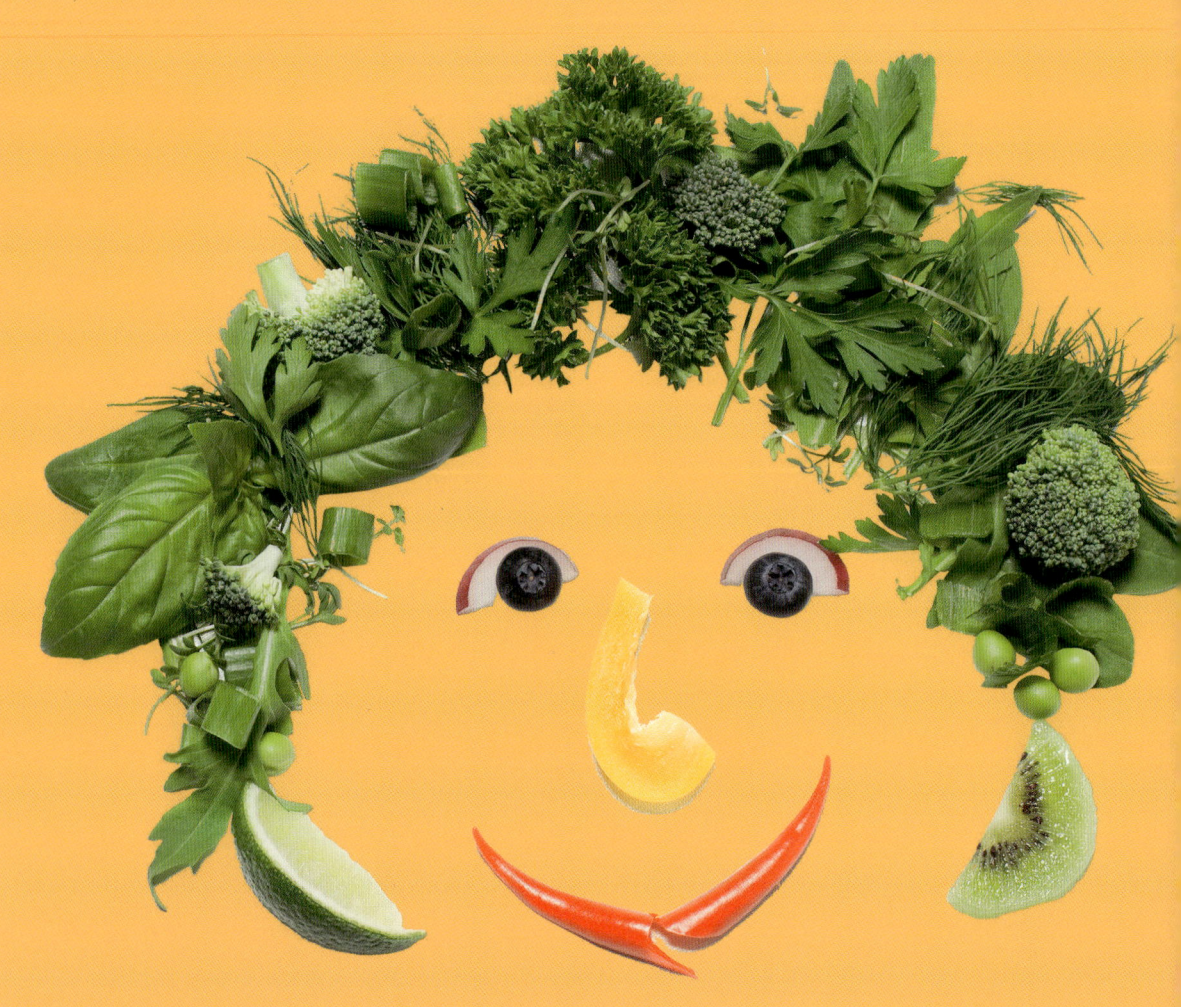

Leben Sie schlank

So purzeln die lästigen Pfunde auf Dauer

Die Hürden des Alltags nehmen

Mehr wissen, schlauer essen und klüger denken – so weit, so gut. Aber es geht nicht nur darum, zu wissen, was zu tun ist. Sondern darum, zu tun, was man weiß. Und zwar dauerhaft, Tag für Tag. Tja, und spätestens da geraten bei vielen die guten Vorsätze wieder ins Schwanken. Zweifel erwachen, ob sich im Alltag durchziehen lässt, was in der Theorie noch logisch und machbar klang? Aber was ist, wenn die Kinder quengeln? Wenn der Partner hungrig nach Hause kommt? Was ist mit der verführerischen Speisekarte beim Lieblingsitaliener um die Ecke ? Und mit dem fettigen Essen in der Kantine? Was tun bei Frust im Job? Oder gegen den Hunger nach dem Sport? Und wie soll man nur der bequemen Couch und dem TV-Programm widerstehen? Kurz und gut: Wie lange wird es wohl dauern, bis sich all die guten Vorsätze wieder in Luft auf-lösen, so wie schon etliche Male zuvor? Obwohl Sie nun womöglich empört pro-testieren und lebenslange Regeltreue schwören – Ihr innerer Schweinehund wartet einfach mal wieder ganz cool ab: »Na, neue Ideen gesammelt? Keine Sor-ge: Machen wir auch nicht.« Und so schleicht sich bald die erste Ausnahme ein, dann die zweite, dritte, vierte … Und nach ein paar Tagen sind alle Vorsätze über Bord geworfen.

Doch halt: So muss es nicht kommen. Schließlich müssen Sie keine Wunder vollbringen, um schlank zu werden. Sie brauchen nur Ihre neuen Erkenntnisse in den Alltag integrieren. Je besser Ihnen das gelingt, desto leichter fällt es Ihnen, Ihr Essverhalten und Ihre Ernährungsge-wohnheiten wirklich und dauerhaft zu verändern. Die Voraussetzung dafür ist allerdings, dass Sie die Prinzipien dieses Buches wirklich anwenden, und zwar wirklich konsequent – vor allem in den ersten Wochen nach dem Lesen. Denn auf diese Weise üben Sie immer wieder, was Sie gelernt haben. Und das ist auch notwendig, schließlich ist noch kein Meister vom Himmel gefallen. Sehen Sie es doch mal so: Wissen Sie noch, wie viel Zeit Sie damals benötigt haben, um heute scheinbar so einfache Dinge wie Lesen und Schreiben oder Fahrrad fah-ren zu lernen? Sie mussten etliche Male üben und immer wieder Fehler korrigie-ren. Hätten Sie diesen unerhörten Willen nicht in sich, könnten Sie nicht einmal diese Zeilen hier lesen.

Wenden Sie diesen Willen nun auch auf das Plus-Minus-Prinzip an: Lernen Sie, Ihre neuen Erkenntnisse bestmöglich in Ihren Alltag zu integrieren. Werfen Sie nicht das Handtuch, wenn es nicht auf Anhieb klappt und Sie über eine der Alltagshürden stolpern. Stehen Sie einfach auf und machen Sie weiter. So wie beim Rad fahren. Dann klappt es dieses Mal mit dem schlanken Leben. Versprochen!

> Wer etwas will, der sucht nach Wegen. Wer etwas nicht will, nach Gründen.

Die vier goldenen Regeln

1 Bewusst einkaufen: Die Verführung ist gewaltig. Deshalb ist es schon ein großer Schritt zur guten Figur, wenn Sie beim Einkaufen standhaft bleiben und nur mitnehmen, was Sie geplant hatten.

2 Richtig essen gehen: Verabschieden Sie sich von alten »Plus«-Bestsellern auf der Karte. Wenn Sie sich auf Neues einlassen, entdecken Sie die fantastische Welt der leichten Küche.

3 Sport machen: Jedes Mehr an Bewegung bringt ein dickes »Minus« ein, das Ihnen beim Abnehmen hilft oder den kleinen Leckerbissen außer der Reihe ermöglicht – ohne Folgen für die Figur.

4 Am Ball bleiben: Das Plus-Minus-Prinzip ist keine Diät auf Zeit, sondern eine dauerhafte Ernährungsumstellung. Wenn Sie einfach weitermachen, steht der Wunschfigur nichts mehr im Weg.

Alle Regeln im Detail auf den Folgeseiten

1 Bewusst einkaufen

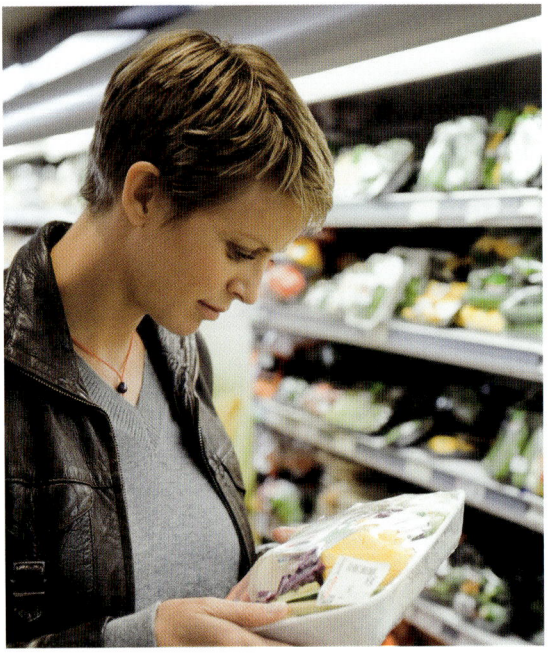

Augen auf im Supermarkt

Auch Einkaufen will gelernt sein: Tausende bunter Reize prasseln auf Ihr Bewusstsein ein, sobald Sie einen Supermarkt betreten. Eine Packung verführerischer als die andere, alles eine einzige Verheißung unendlichen Geschmacksglücks. So scheint es zumindest auf den ersten Blick. Auf den zweiten hingegen offenbaren sich erstaunlich viele Gewichtsfallen – wenn Sie nicht aufpassen. Gehen Sie daher stets bewusst einkaufen, am besten mit einem Einkaufszettel: Was brauchen Sie? Was brauchen Sie nicht? Welche Zutaten stehen auf der Verpackung? Und was bedeutet das für das Plus-Minus-Prinzip? Ganz wichtig: Nie hungrig einkaufen.

2 Richtig essen gehen

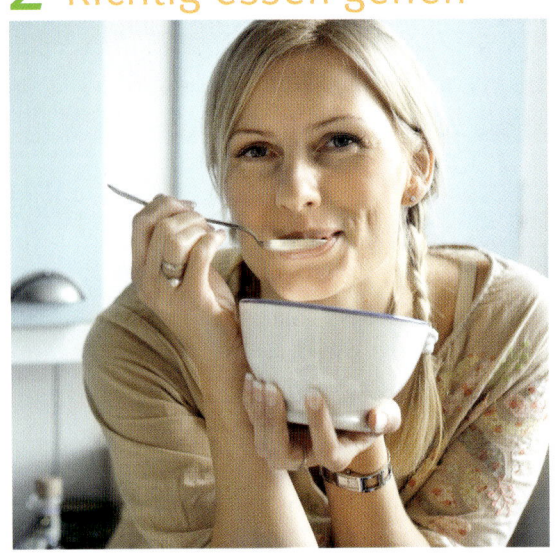

»Minus« bestellen

Essen Sie auch so gerne außer Haus? Na, dann können Sie sich ja freuen: Wenn Sie die Plus-Minus-Prinzipien richtig anwenden, warten schon bald völlig neue Geschmackserlebnisse auf Sie. Klar: Auch im Restaurant müssen Sie zunächst ein wenig mitdenken und die »Plus«-Gerichte auf der Karte aussortieren. Aber es dauert nicht lange, dann wählen Sie automatisch die leichten, gesunden Angebote – egal, ob beim Inder, Italiener, Thai, Spanier, Griechen oder im Gasthaus nebenan.

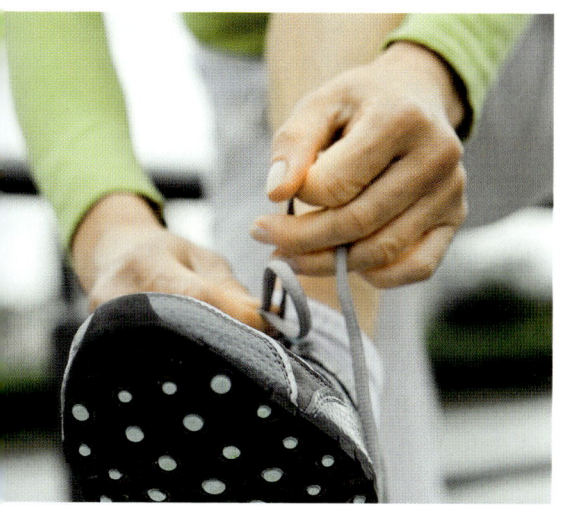

3 Sport machen

Bewegung tut gut

Sport ist anstrengend? Quatsch, Sport ist reine Gewohnheitssache. Je mehr Sie sich daran gewöhnen, desto leichter fällt es Ihnen und desto mehr Muskeln bauen Sie auf. Und das sind ja bekanntlich die körpereigenen Fettverbrennungsöfen. Wenn Sie dann noch die richtige Belastung für sich finden, darf es beim Essen auch mal das eine oder andere »Plus« mehr sein.

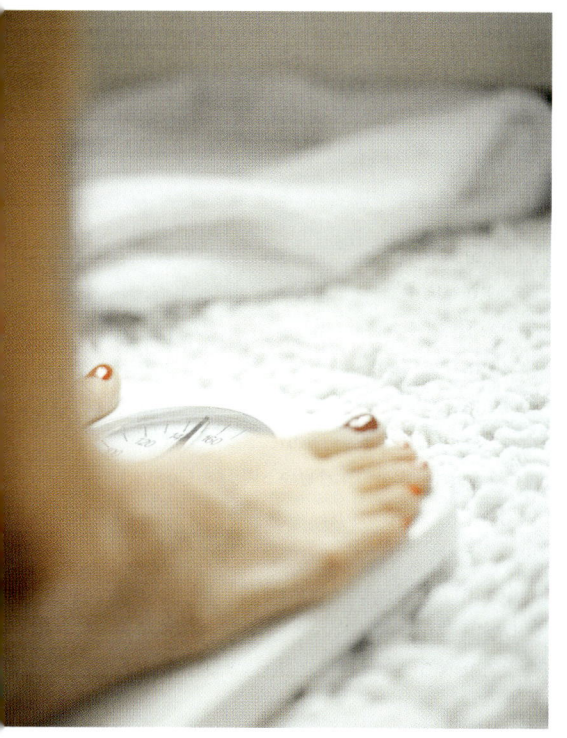

4 Am Ball bleiben

Für immer schlank bleiben

Die besten Veränderungen nützen nichts, wenn sie nur kurzfristig sind. Schließlich wollen Sie sich nicht Ihr ganzes Leben lang mit dem falschen Körpergewicht und seinen hässlichen Folgeerscheinungen herumschlagen. Daher ist es wichtig, neue Verhaltensweisen so fest zu verankern, dass sie Ihnen kinderleicht von der Hand gehen. Seien Sie so lange hinterher, bis Ihnen das Plus-Minus-Prinzip völlig in Fleisch und Blut übergegangen ist. Wetten, dass Sie sich dann gar nicht mehr vorstellen können, dass Sie mal lieber allein auf dem Sofa rumhingen und Chips aßen, als mit Freunden ins Kino zu gehen?

Einkaufen im »grünen« Bereich

Wenn Sie das Plus-Minus-Prinzip richtig anwenden wollen, müssen Sie auch entsprechend einkaufen. Auf dem Wochenmarkt ist das noch relativ einfach. Hier gibt es jede Menge frische Lebensmittel, die Lust auf die leichte und gesunde Küche machen. Im Supermarkt dagegen lauern etliche versteckte Fallen, die vor allem dann zuschnappen, wenn man abgehetzt von der Arbeit kommt und nur noch schnell etwas besorgen möchte. Ein Glück, dass Sie mit ein paar Tipps die Klippen locker umschiffen können.

Lassen Sie Dickmacher links liegen

Was erst einmal im Einkaufswagen landet, wird fast immer auch irgendwann verspeist. Daher ist die vermutlich einfachste Art, nach dem Plus-Minus-Prinzip einzukaufen: Sie lassen einfach die ganzen Dickmacher weg. Schließlich steht nirgends geschrieben, dass der Mensch zu Hause prall gefüllte Schränke voller Chips und Süßigkeiten braucht, dass er bei Rabatten wie ferngesteuert zuschlagen muss und stets die besonders bunten Produkte aus der Werbung kaufen sollte. Doch genau das tun viele – obwohl sie wissen, dass das meiste davon alles andere als gesund ist.

Lernen Sie, den Versuchungen zu widerstehen. Mit ein bisschen Geduld und Neugier geht das wunderbar: Kaufen Sie zum Beispiel statt Salami öfter mageren Schinken – der hat ohne Speckrand statt 30 Prozent Fett nur 3 Prozent. Probieren Sie statt Vollmilchschokolade die Zartbittervariante mit mindestens 70 Prozent Kakao. Je wachsamer Sie einkaufen, desto mehr Alternativen finden Sie.

Natürlich dürfen Sie auch hin und wieder einen kleinen Snack einpacken. Das ist ja gerade das Tolle am Plus-Minus-Prinzip, dass Sie sich nichts verbieten müssen. Greifen Sie bevorzugt zu fettarmen, nur leicht gesüßten Knabbereien wie Salzstangen und Reiswaffeln (statt Chips) sowie Rosinen, Studentenfutter und Trockenfrüchten (statt Pralinen). Zwar zählen auch sie als »Plus«. Sie sind aber immer noch deutlich besser als die üblichen Zucker-Fett-Kombis.

Achten Sie auf die Zutaten

Jetzt mal ganz ehrlich: Lesen Sie, was auf all den Verpackungen steht, die Sie aus dem Supermarkt nach Hause tragen? Das sollten Sie nämlich – und zwar dringend. Denn oft genug zeigt erst der Blick auf die Zutatenliste, was tatsächlich in einem Nahrungsmittel steckt.

Achten Sie nicht nur auf das Verhältnis von Fett und Kohlenhydraten pro 100 Gramm oder Milliliter, sondern auch pro Portion. Nur so sehen Sie, wie viel »Hochprozentiges« Sie tatsächlich zu sich nehmen. Vergessen Sie dabei nicht, dass alle Kohlenhydrate im Körper zu Zucker umgebaut werden. Oft wird Zucker nämlich getrennt aufgelistet. Fallen Sie nicht auf dieses Täuschungsmanöver herein.

Je bunter eine Verpackung gestaltet ist, desto wahrscheinlicher ist es übrigens, dass sie reichlich ungesunde Kohlenhydrate und Fette enthält. Vergleichen Sie ruhig einmal selbst: Die am grellsten »Kauf mich« schreien, enthalten meist den süßesten und fettigsten Inhalt.

Vorsicht vor Light-Produkten

Es gibt heute zahlreiche Nahrungsmittel, die uns vorgaukeln, sie seien regelrechte Schlankmacher. Doch auch bei Light-Produkten sollten Sie immer ganz genau hinschauen. Hat man zum Beispiel dem fettarmen Käse zum Ausgleich ein paar Kohlenhydrate beigemischt? Enthält die Diät-Schokolade tatsächlich weniger Energie, oder wurde nur der Haushalts- durch Fruchtzucker ersetzt? Die Lebensmittelindustrie kennt Hunderte kleiner Ticks, die das Gewissen des Verbrauchers beruhigen sollen – ihn aber nur in die Falle locken. Hinzu kommt: Wer meint, er dürfe uneingeschränkt zugreifen, weil er »light« isst, stopft unterm Strich oft umso mehr Brennstoff in sich hinein. Daher ist es besser, Sie gönnen sich ab und zu die »normale« Variante, genießen aber nur ein bisschen.

Kaufen Sie viel Frischkost

Greifen Sie bei Salat, Obst und Gemüse richtig zu – diese gesunden Lebensmittel sollten mindestens die Hälfte Ihres Einkaufs ausmachen. Da sich die Obst- und Gemüsetheken in fast jedem Supermarkt direkt am Eingang befinden, dürfen Sie sich angewöhnen, den Einkaufskorb gleich hier kräftig zu füllen. Das stillt den größten »Kaufrausch«.

Im Gegensatz zu den Verpackungen, bei denen Sie alles Bunte am besten links liegen lassen, kann es in Ihrem Obst- und Gemüsekorb gar nicht bunt genug hergehen. Und schon haben Sie wieder eine Plus-Minus-Regel kennengelernt: Essen Sie möglichst bunt statt braun. Was damit gemeint ist? Schauen Sie sich doch einmal die »Plus«-Nahrungsmittel an: Brot, Pommes, Schokolade, Cola, Bier, Kartoffelbrei, Bratensauce, Grillwurst, Nuss-Nougat-Creme – alles Brauntöne. Und jetzt überlegen Sie, welche Farben die »Minus«-Lebensmittel haben: Tomaten, Melonen, Sellerie, Radieschen, Möhren, Äpfel, Orangen ...

Legen Sie keine Vorräte an

Kennen Sie die Unsitte, daheim Lebensmittel zu horten? Tiefkühltruhe, Vorratsschrank und Kellerregale sind prall gefüllt – und wir können uns jederzeit eine kleine Portion gönnen. Warum auch nicht? Schließlich muss das Zeug ja irgendwann gegessen werden.

Um dem Dilemma zu entgehen, schreiben Sie eine Einkaufsliste mit allem, was Sie wirklich brauchen. Und dann halten Sie sich daran – schummeln Sie nichts dazu.

Essen außer Haus

Wenn Sie schlank werden wollen, ist das Essen im Restaurant, auf Reisen oder in der Kantine immer eine ganz besondere Herausforderung, Doch keine Sorge: Das Plus-Minus-Prinzip lässt sich auch außerhalb der eigenen Küche anwenden. In nahezu jedem Lokal haben Sie die Gelegenheit, Gerichte auszuprobieren, die Sie noch nicht kennen. Unterm Strich lernen Sie so immer neue Arten und Kombinationen an »Minus«-Spezialitäten kennen – Sie müssen sich nur bedienen.

Schalten Sie auf Tunnelblick

Eine der wichtigsten Verhaltensregeln außerhalb der eigenen vier Wände kennen Sie bereits: Lernen Sie, Nein zu sagen (siehe auch Seite 125). Denn die Welt um uns herum steckt so voller Essensreize, dass wir uns nur mit einem gesunden Tunnelblick sicher darin bewegen können. Kombimenü hier, das neueste Eis da, der Extra-Nachtisch dort. Obwohl man das meiste davon weder braucht noch danach gefragt hat. Aber der kleine Funke Steinzeitmensch in uns schaltet automatisch auf Vorrat anlegen: Rein damit, wann immer es geht. Wer weiß, wann wir das nächste Mal zu essen kriegen? Und so sammelt der Körper Brennstoff um Brennstoff und Fett um Fett. Und das schlägt sich natürlich auch auf der Waage nieder.

Schalten Sie also öfter einmal auf Tunnelblick. Sie müssen nicht essen, nur weil es das entsprechende Angebot gibt. Stellen Sie sich jede unnötige Verführung einfach als unappetitliches Fettdepot auf Ihren Hüften vor: Das überflüssige Eis? Eine Handvoll Bauchspeck! Der Liter Cola? Ein Zellulitis-Booster, igitt!

Missachten Sie Brotkörbe

Eine schöne Gelegenheit, das Neinsagen zu üben, sind die allgegenwärtigen Brotkörbe in Restaurants. Sie stehen auf den Tischen, lang bevor das Essen kommt. Und die Gäste? Greifen hemmungslos zu, um schon mal den schlimmsten Hunger zu stillen. Vielleicht reicht der Wirt dazu ja sogar noch ein bisschen Kräuterbutter, feines Olivenöl oder cremigen Quark. Ja, so wartet es sich prima. Und ganz nebenbei heben Sie dadurch schon einmal Ihren Blutzucker- und Insulinspiegel, damit die Hauptmahlzeit auf dem kürzesten Weg in die Fettdepots wandert. Was halten Sie davon, Brotkörbe zukünftig zu ignorieren. Tun Sie so, als wären sie gar nicht da. Falls Ihnen das schwer fällt, bitten Sie den Kellner, den Brotkorb wieder mitzunehmen oder stellen Sie ihn einfach auf den freien Nachbartisch.

Wählen Sie immer Salat oder Suppe als Vorspeise

So wie Sie sich angewöhnen, das Brot wegzulassen, sollten Sie es sich zur Regel machen, als Vorspeise immer einen Salat oder eine Suppe zu bestellen.

Was dafür spricht, ist klar: Die darin enthaltenen Ballaststoffe füllen schon einmal den Magen und sorgen gleich noch dafür, dass Kohlenhydrate, die mit dem Hauptgang nachkommen, langsamer ins Blut übergehen (siehe auch Seite 19). Natürlich dürfen Sie dazu den Salat nicht unter fettigen Dressings ertränken und die Suppe sollte nicht aufgrund der enthaltenen Kartoffel- oder Nudeleinlage sättigen. Dann könnten Sie sich den Hauptgang ja gleich sparen.

Fragen Sie nach den Beilagen

Nun zum Hauptgericht: Fast immer besteht es aus einem Stück Fleisch, Geflügel oder Fisch und einer Beilage. Fleisch und Co. dürfen Sie mit gutem Gewissen genießen – immerhin sorgen sie für eine schöne Portion Eiweiß. Und das macht, wie Sie ja wissen, lange satt. Anders verhält es sich mit den Beilagen. Sie bestehen meist nur aus minderwertigen Kohlenhydraten (wie Nudeln, Reis, Knödel, Kartoffeln oder Kartoffelbrei) und liefern so genau den Zucker, der die Insulinfalle aufs Neue zuschnappen lässt.

Fragen Sie daher bei jedem Hauptgericht nach, woraus die Beilage besteht. Und dann bestellen Sie stattdessen einfach eine Extraportion Gemüse oder noch einen kleinen Salat. Keine falschen Hemmungen: Solche Extrawünsche sind für den Kellner ganz alltäglich – und sie werden fast immer sehr gern erfüllt.

Das Leckerste zuerst

Apropos Hauptgericht: Nach welchen Kriterien suchen Sie dieses meistens aus? Wahrscheinlich weil Ihnen irgendetwas daran besonders gut schmeckt. Die Kruste am Schweinebraten zum Beispiel. Die Sauce beim Gulasch. Der geschmolzene Käse im Cordon Bleu. Oder der knusprige Teigrand an der Pizza. Und sicher gehören Sie auch zu denjenigen, die sich diese herrliche Leckerei für den Schluss aufheben. Um sich am Ende der Mahzeit durch das besondere Geschmackserlebnis noch einmal einen Extra-Kick zu verschaffen. Dabei sind Sie gar nicht mehr hungrig. Wie wäre es also, wenn Sie ab heute mit Ihrem »Favoriten« beginnen, und dann nur noch so viel vom Rest essen, bis Sie satt sind? Auf diese Weise sparen Sie quasi automatisch zahlreiche »Plus«. Sie haben ja keinen Grund mehr, weiter zu essen. Das Beste ist doch schon weg.

Bestellen Sie immer Wasser

Egal, ob im Fünf-Sterne-Restaurant oder im Burgerlokal: Ordern Sie zuallererst immer gleich eine Flasche oder einen großen Becher stilles Wasser. Sie müssen dazu weder erst die Getränkekarte studieren noch sich mit Ihren Tischnachbarn abstimmen. Erinnern Sie sich: Ein halber Liter Wasser bringt Ihnen ein ganzes »Minus« ein. Und es hält davon ab, ein »Plus«-Getränk zu bestellen und so die Insulinachterbahn zu starten.

Sport und Bewegung

Die Natur ist so ungerecht: Kaum überschreiten wir die 30, schwinden unsere Muskeln. Ab jetzt verbraucht der Körper alle zehn Jahre etwa 150 Kalorien weniger pro Tag; das entspricht in etwa einem Brötchen. Das klingt vielleicht erst einmal nicht viel, macht aber im Monat stolze 30 Brötchen, die sich im Jahr auf sage und schreibe rund 18 Kilo Brot summieren. Wenn Sie nicht aktiv dagegensteuern, und weiter essen wie bisher, nehmen Sie allein durch den kontinuierlichen Muskelverlust automatisch zu. Und zwar ganze sieben Kilo im Jahr. Wenn Sie schlanker werden wollen, reicht es nicht einmal, sich beim Essen ein bisschen zusammenzureißen. Denn damit sparen Sie in der Regel gerade die Energie ein, die die Differenz ausmacht. Sollen die Pfunde wirklich purzeln, müssen Sie aktiv etwas gegen den Muskelabbau unternehmen: mit mehr Sport und regelmäßiger Bewegung.

Bauen Sie Muskeln auf

Erinnern Sie sich? Muskeln sind der Fettkiller Nummer eins. Sogar, wenn Sie untätig herumsitzen oder nur auf dem Sofa lümmeln, verbrennen Ihre Muskeln Kohlenhydrat- und Fettbrennstoff, also echte Kalorien. Dabei verschwinden die Stroh-, Reisig- und Holz-Ladungen aus der Nahrung ebenso im Kraftwerk der Muskeln wie die glühenden Kohlestücke. Und das bedeutet: Je mehr Muskeln Sie besitzen, desto eher schwindet das Fett.

> Klasse Morgentraining: Beim Zähneputzen drei Minuten auf den Zehenspitzen wippen. Juhu!

Ab ins Fitnessstudio

Der leichteste Weg, die Muskeln ganz gezielt zu stärken, ist eine regelmäßige Visite im Fitnessstudio. Genau, das sind die Hallen, in denen Menschen Geld dafür bezahlen, dass sie mal gehörig ins Schwitzen kommen. Doch ohne Fleiß kein Preis. Ihre Muskeln wachsen eben nur, wenn Sie sie auch benutzen. Die Amerikaner bringen es mal wieder auf den Punkt: Use it or loose it (Benutze es oder du wirst es verlieren).
Keine Sorge: Die Zeiten, in denen nur die wirklich schweren Jungs in stickigen Buden Gewichte stemmten, sind zum Glück vorbei. Heute findet jeder das Studio, das zu ihm passt. Suchen Sie sich eines aus, das aufgrund des Publikums und Trainerteams sowie des Geräte- und

Kursangebots und der Öffnungszeiten optimal zu Ihrer Lebensweise passt. Fast am Wichtigsten: Das Fitnessstudio sollte möglichst nah an Ihrem Wohnort oder Arbeitsplatz liegen, denn weite Wege werden recht schnell zu gefährlichen Motivationskillern – nach dem Motto: Ich würde ja schon gerne trainieren gehen, aber der Weg ist so weit und ich habe nur eine Stunde Zeit. Das lohnt sich nicht. Fragen Sie bei Ihrer Krankenkasse nach, ob Sie mit einem finanziellen Zuschuss rechnen können. Immer öfter übernehmen sie nämlich zumindest teilweise die Kosten für ein Bewegungsprogramm (das gleiche gilt übrigens auch für entsprechende Kurse zur Entspannung und zur Ernährungsumstellung).

Belasten Sie sich, aber richtig

Auch wenn Sie Ihren Körper nur durch Belastung trainieren: Sie können ihn auch überlasten. Statt einer Leistungssteigerung »ernten« Sie dann Muskelkater, Zerrungen und Energielosigkeit – und das bedeutet Frust pur. Doch Sport soll nicht quälen, sondern Spaß machen. Und dazu gehört auch, dass man sich nach einer ordentlichen Belastung ordentlich ausruht. Nur dann haben die Muskeln überhaupt die Chance, sich an die Belastungsphasen anzupassen und zu wachsen. Überanstrengen Sie sich, hechelt die Muskulatur von einer Belastung zur nächsten – und Sie fühlen sich

immer schlapper. Am Ende verlieren Sie völlig die Lust auf Bewegung. Als Faustregel für den Amateurbereich gilt daher, dass zwischen zwei Trainingsphasen immer etwa 48 Stunden liegen sollten. Sind die Pausen kürzer, trainieren Sie zu viel, sind sie länger, zu wenig. Im Fitnessstudio können Sie sich von einem ausgebildeten Trainer beraten und einen für Sie maßgeschneiderten Trainingsplan zusammenstellen lassen.

Ausdauersport: auf geht's

Nicht nur beim Krafttraining, auch beim Ausdauersport wie Laufen verbrennen Sie fleißig Fett. Vor allem, wenn Sie lange und langsam genug laufen. Ja, Sie haben richtig gelesen: Wenn Sie langsam genug laufen. Denn wenn Sie sich beim Spurt auf der Überholspur überanstrengen, holt sich der Körper seine Energie erst einmal aus den eigenen Kohlenhydratspeichern – Sie wissen ja, Stroh flackert schneller auf. Dabei »überdreht« Ihr »Motor« jedoch oft und bildet Milchsäure. Außerdem entstehen lauter kleine Verletzungen in den Muskeln. Und das bleibt nicht ohne Folgen: Am nächsten Tag haben Sie Muskelkater – autsch. Laufen Sie dagegen ganz gemächlich, zapft sich die Muskulatur die benötigte Energie direkt aus den Fettdepots – und noch dazu bekommen Sie keinen Muskelkater. Wenn Sie sich beim Laufen noch unterhalten können, ohne nach Luft schnappen zu müssen, haben Sie genau das richtige Tempo. Falls Sie mit einem Pulsmesser trainieren wollen, sollte der Trainingspuls als grobe Richtlinie den Wert von 180 minus Lebensalter nicht überschreiten. Das schaffen Sie locker. Je länger Sie so laufen, desto mehr Fett verbrennen Sie. Ideal sind mindestens 30 bis 45 Minuten, am besten zwei- bis dreimal die Woche. Jede weitere Minute lohnt sich, denn wenn die Speckdepots erst einmal angezapft sind, schmilzt das Fett nur so dahin.

Die eigene Sportart finden

Sie haben einfach keine Lust auf Laufen? Das ist noch lange kein Grund, es überhaupt nicht mit Sport zu versuchen. Es gibt so viele Arten, dass Sie mit Sicherheit Ihr »Ding« finden. Und sie alle verbessern das Wohlgefühl, trainieren den Körper und verbrennen Energie – sofern Sie sich nicht gerade für Schach entscheiden. Das, was Ihnen Spaß macht, ist auch gut für Sie. Also, wie wäre es mit Aquafitness, Karate, Fußball, Skifahren, Turnen, Tischtennis, Mountainbikefahren, Hockey, Tanzen, Skilanglauf, Kanufahren, Golf, Surfen, Basketball, Squash, Softball, Wasserball, Boxen, Tennis, Baseball, Schwimmen, Snowboardfahren, Inline-Skaten, American Football, Badminton, Eishockey, Judo, Rugby, Reiten, Tauchen, Volleyball, Walking, Rudern, Kickboxen, Handball, Voltigieren, Skate-

boardfahren, Schlittschuhlaufen, Aerobic, Tae Bo, Curling, Pilates, Radrennfahren, Spinning, Beachvolleyball, Bobfahren, Klettern, Leichtathletik, Yoga, Wandern, Gewichtheben, Ringen, Skispringen, Rennrodeln, Bogenschießen, Fechten, Freestyle Skiing, Trampolinspringen, Nordic Walking, Synchronschwimmen, Rollschuhlaufen oder, oder, oder. Hauptsache, Sie haben Freude daran und bleiben langfristig am Ball.

Entwickeln Sie Spaß am eigenen Körper

Für jedes Kilo Fettgewebe, das Sie verlieren wollen, müssen Sie so viel Energie verbrennen wie etwa in 15 Brownies, in 23 Cheeseburgern oder in 28 Donuts steckt. Je mehr Muskeln Sie haben, desto schneller gelingt das natürlich und desto schneller gehen auch die Zeiger der Waage in den »grünen« Bereich. Das Ziel beim Sport sollte aber nicht nur die nüchterne Kosten-Nutzen-Bilanz sein. In erster Linie geht es doch darum, Spaß an der Bewegung und am eigenen Körper zu entwickeln. Jeder kann beweglicher, attraktiver, stärker und stolzer werden. Mit diesen großartigen Zielen im Kopf, fällt es sogar dem größten Sportmuffel leichter, sich ein bisschen anzustrengen. Und dass die ersten Erfolge nicht lange auf sich warten lassen, steigert die Motivation natürlich noch einmal. Jetzt dürfen Sie nur nicht nachlässig werden. Wenn

Sie tapfer weitermachen, auch wenn Sie einmal wenig Lust haben und sich regelrecht aufraffen müssen, werden Sie schon bald gar nicht mehr ohne Bewegung leben wollen. Es fehlt Ihnen dann einfach etwas, wenn Sie nicht wie gewohnt Ihre Runden um den Block laufen oder mit dem Rad durch den Stadtwald brausen. Ihr Gehirn hat das neue Verhalten dann als völlig normal gespeichert. Sie sind es gar nicht mehr anders gewohnt. Auch deshalb, weil Sport ja nicht nur Muskeln auf- und Fett abbaut. Er ist außerdem gut für das Herz-Kreislauf-System, die Knochen, die Gelenke, die Immunabwehr, die Koordination und das Körpergefühl. Nicht zuletzt pustet er den Kopf frei, hilft Probleme zu bewältigen und weckt Unmengen kreatives Potenzial in Ihnen. Und Sport soll sogar Lust auf Sex machen. Kurz und gut: Ihr Körper bleibt jung und gut in Schuss – weil Sie ihn fordern.

Bauen Sie Bewegung in den Alltag

Eine nicht zu unterschätzende Möglichkeit, sich mehr zu bewegen, dürfen Sie keinesfalls vergessen: Ihren Alltag. Durch ein paar kleine Veränderungen kann nämlich jeder seinen Lebensstil aktiver gestalten. Fahren Sie mit dem Fahrrad ins Büro und zum Einkaufen. Wenn der Weg zu lang ist, parken Sie einen Kilometer entfernt oder steigen einfach eine Station früher aus dem Bus aus – und

laufen den Rest. Drehen Sie in der Mittagspause eine Runde um den Block, statt in der Kaffeeküche abzuhängen. Lassen Sie den Aufzug links liegen und nehmen Sie die Treppe. Gehen Sie zwanzig Minuten länger mit dem Hund Gassi, statt auf dem Sofa zu kuscheln. Stellen Sie sich einen Fahrradergometer vor den Fernseher. Legen Sie sich ein bewegtes Hobby zu. Sicher fallen Ihnen noch jede Menge andere Wege ein, sich nebenbei mehr zu bewegen. Sie werden schnell sehen, dass sich das Plus an Aktivität nicht nur positiv auf die Figur auswirkt, sondern auch enorm die Stimmung hebt. Schließlich haben Wissenschaftler herausgefunden, dass Bewegung sogar gegen Depressionen hilft. Also, worauf warten Sie noch? Gehen Sie es an.

Klasse, schon 30 Minuten Sport bringen ein sattes »Minus« für Ihre Tagesbilanz.

1 Einbeinige Kniebeuge

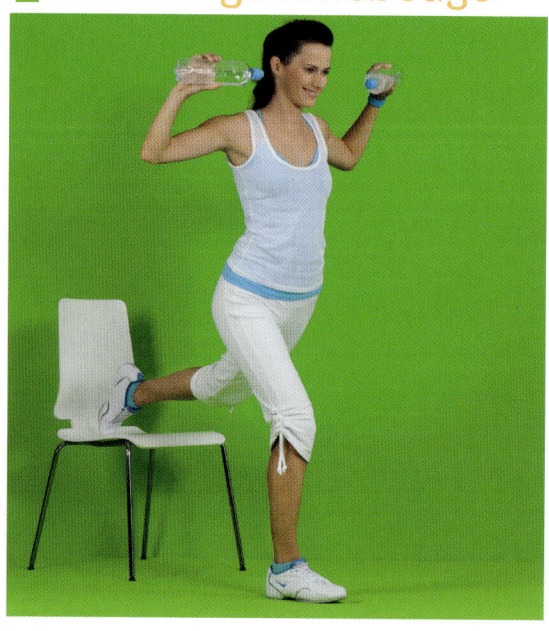

Ausgangsposition

Für diese Übung brauchen Sie zwei kleine mit Wasser gefüllte PET-Flaschen.

- Stellen Sie sich aufrecht vor einen stabilen Stuhl. Stützen Sie den linken Fuß auf der Sitzfläche des Stuhls ab. Das rechte Bein hat einen festen Stand, das Knie ist leicht gebeugt.
- Nehmen Sie in jede Hand eine Flasche und halten Sie die Arme angewinkelt neben dem Oberkörper. Die Ellbogen sind auf Schulterhöhe. Beugen Sie den Oberkörper leicht nach vorn. Der Rücken bleibt dabei gerade. Ziehen Sie den Bauchnabel leicht nach innen.

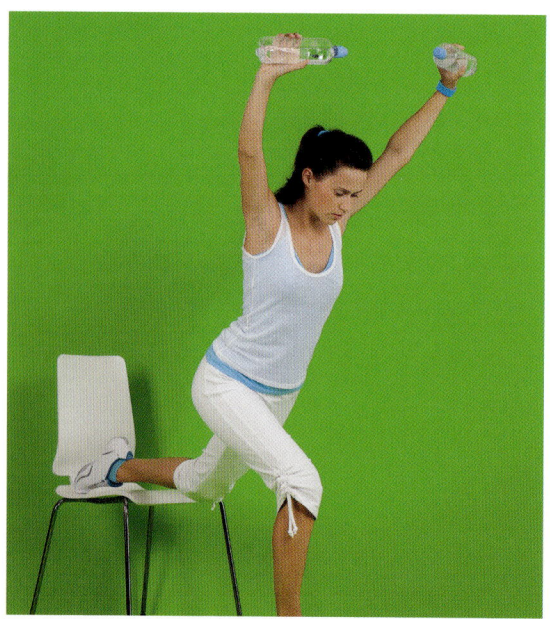

Bewegungsablauf

- Beugen Sie das linke Knie noch weiter und senken Sie es nach unten ab. Strecken Sie zugleich die Arme über Kopf nach oben aus (Vorsicht, die Ellbogen nicht ganz durchstrecken).
- Drücken Sie das Knie wieder nach oben in die Ausgangsposition und senken Sie die Ellbogen wieder auf Schulterhöhe.
- Wiederholen Sie das kontrollierte Auf und Ab 8- bis 10-mal.
- Wechseln Sie dann die Seite und trainieren Sie das linke Bein.

2 Klappmesser

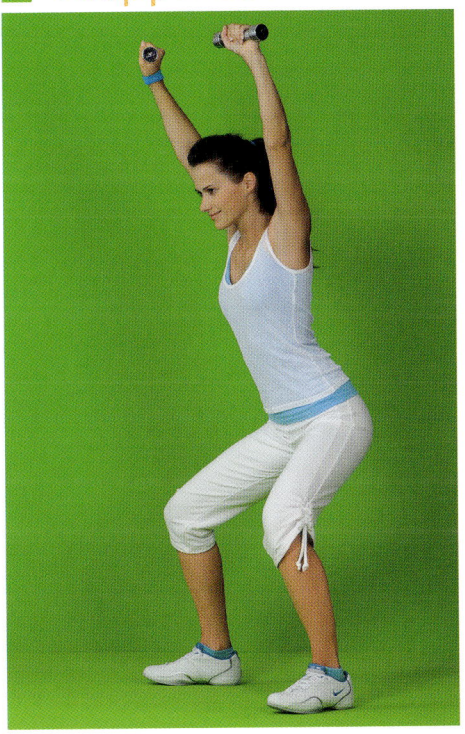

Ausgangsposition

Auch hier brauchen Sie zwei kleine gefüllte PET-Flaschen oder 0,5-Kilo-Hanteln.

- Nehmen Sie in jede Hand eine Flasche
oder eine Hantel. Stellen Sie sich aufrecht
hin, die Füße hüftbreit auseinander.
- Strecken Sie die Arme nach oben (Vorsicht, die Ellbogen nicht ganz durchstrecken, um die Gelenke nicht unnötig zu
belasten). Beugen Sie dann den Oberkörper mit geradem Rücken leicht nach vorn.
Der Bauch ist ganz fest.

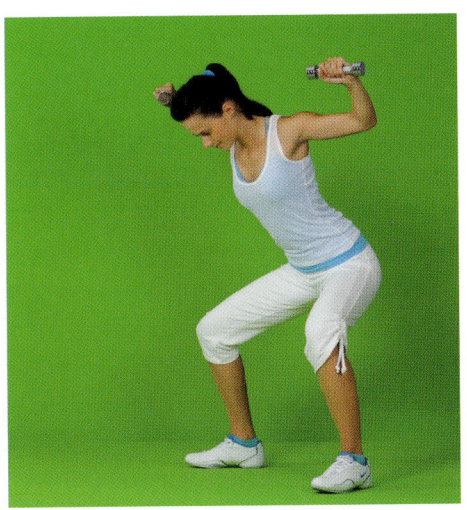

Bewegungsablauf

- Senken Sie den Po nach hinten unten,
als würden Sie sich auf einen Stuhl setzen.
- Im tiefsten Punkt ziehen Sie die Ell-
bogen bis auf Schulterhöhe nach unten.
- Strecken Sie dann die Arme wieder.
- Heben Sie den Po wieder und gehen
Sie zurück in die Ausgangsposition. Die
Arme sinken an den Seiten herab.
- Die gesamte Bewegungsfolge 10- bis
12-mal wiederholen.

3 Sit-up mit Ball

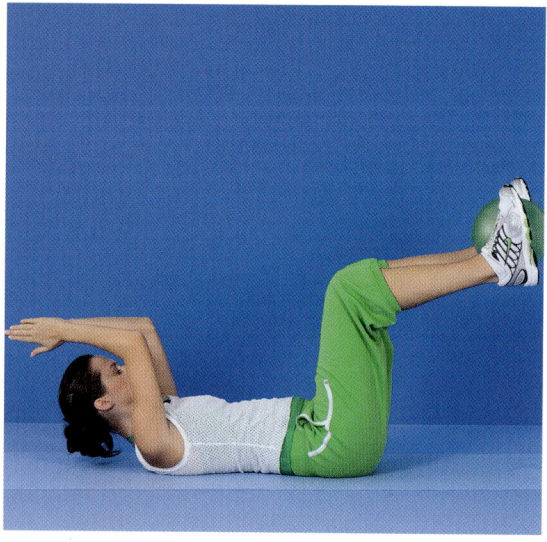

Ausgangsposition

Für diese Übung brauchen Sie einen Ball.

- Legen Sie sich auf den Rücken.
- Klemmen Sie den Ball zwischen die Fußknöchel und heben Sie die Beine mit angewinkelten Knien in die Luft. Rücken, Ober- und Unterschenkel bilden jeweils einen 90-Grad-Winkel. Spannen Sie die Oberschenkel und den Bauch an.
- Heben Sie die Arme und legen Sie die Handflächen über dem Kopf aneinander. Bauen Sie Spannung auf. Atmen Sie ein.

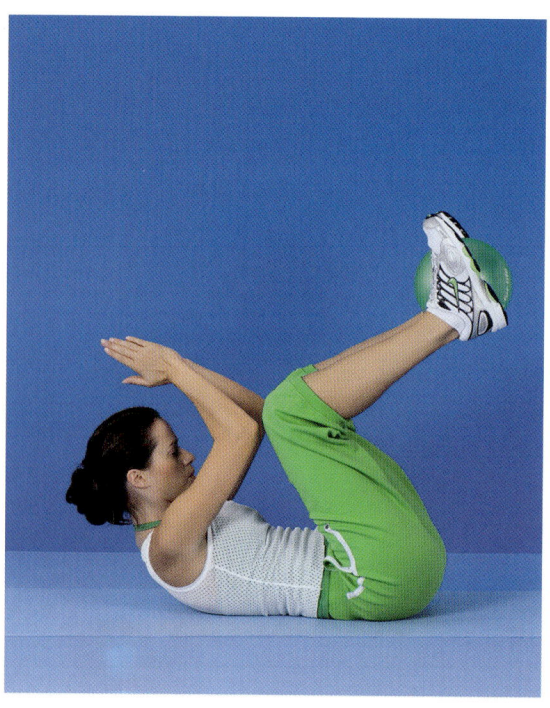

Bewegungsablauf

- Beim Ausatmen lösen Sie die Schultern ohne Schwung vom Boden. Führen Sie dann gleichzeitig Ellbogen und Knie zur Körpermitte aufeinander zu. Achten Sie darauf, dass zwischen Kinn und Brustbein eine Faust breit Platz bleibt. Das entlastet den Nacken.
- Anschließend wandern Beine und Arme wieder zurück in die Ausgangsposition. Senken Sie den Oberkörper wieder in Richtung Boden, legen Sie ihn aber nicht vollstänidg ab.
- Wiederholen Sie die Übung so oft, bis es im Bauch »brennt«.

4 Seitstütz

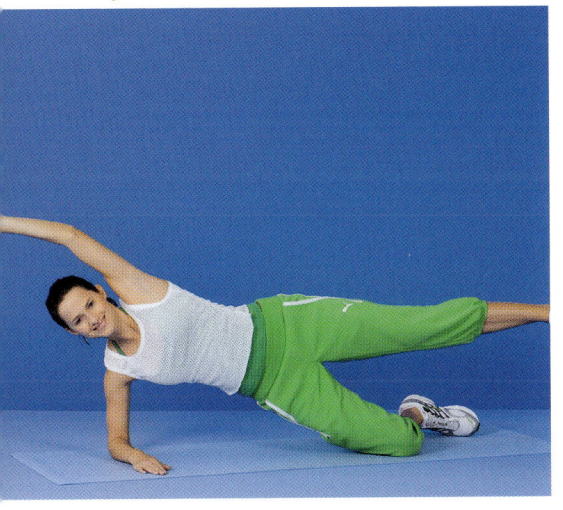

Ausgangsposition

- Legen Sie sich auf die rechte Seite. Stützen Sie sich mit dem rechten Arm unter der Schulter ab und winkeln Sie das untere Bein an. Heben Sie den Körper vom Boden ab.
- Spannen Sie Oberkörper und Beine an.
- Strecken Sie den linken Arm über den Kopf und heben Sie das linke Bein. Atmen Sie ruhig weiter.

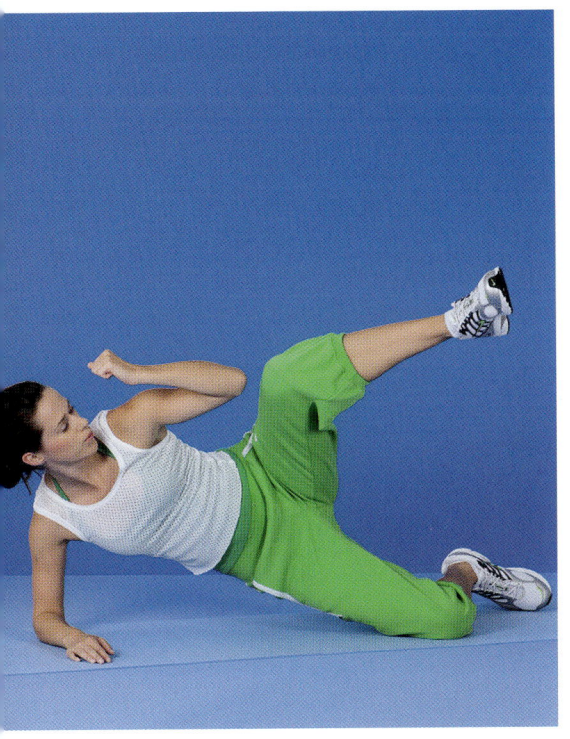

Bewegungsablauf

- Ziehen Sie nun langsam das linke Bein und den linken Ellbogen aufeinander zu.
- Gehen Sie anschließend ebenso kontrolliert zurück in die Ausgangsposition.
- Halten Sie Arm und Bein einen Atemzug gestreckt.
- Ziehen Sie dann Bein und Ellbogen wieder zueinander.
- Wiederholen Sie das Beugen und Strecken 10- bis 15-mal.
- Drehen Sie sich dann über die Bauchlage auf die andere Seite und wiederholen Sie die Übung mit dem rechten Bein und dem rechten Arm.

Für immer schlank

Herzlichen Glückwunsch: Sie haben nun schon eine ganze Menge über das Plus-Minus-Prinzip erfahren. Sie kennen den Wert einzelner Nahrungsmittel und wissen, wie wichtig die innere Einstellung ist, um den Weg in die grüne Minus-Zone und so letztendlich sein Wunschgewicht zu erreichen. Was Ihnen noch fehlt, sind die Antworten auf zwei Fragen: Wie verläuft die Gewichtsreduktion? Und was müssen Sie tun, wenn es mal nicht so klappt wie geplant?

Erst abnehmen, dann Gewicht stabilisieren

Der Weg ins Leben als Schlanker verläuft in zwei Etappen: In der ersten Phase stellen Sie Ihre Ernährungs- und Lebensgewohnheiten um und erreichen auf diese Weise Ihr Zielgewicht. In der zweiten Phase, der sogenannten Stabilisierungsphase, geht es darum, Ihr Zielgewicht zu halten. Das gelingt nur, wenn Sie auch weiterhin Ihre neuen Schlankgewohnheiten berücksichtigen. Wichtig dabei ist: In Phase eins sollten Sie die Plus-Minus-Prinzipien etwas strenger anwenden und besonders gut mitdenken. Immerhin stellen Sie gerade aktiv Ihr Leben um. Und das sollten Sie schon bewusst tun. Außerdem zeigen sich so besonders rasch Erfolge auf der Waage – und das motiviert enorm. Bleiben Sie so lange konsequent, bis Sie Ihr Ziel erreicht haben, ganz egal, ob Sie von 90 auf 70 Kilo abspecken wollen oder von 160 auf 80. Erst, wenn die Waage Ihr Wunschgewicht zeigt, beginnt Phase zwei. Von nun an dürfen Sie die Zügel ein wenig lockerer lassen. Probieren Sie vorsichtig aus, wie Sie das Plus-Minus-Prinzip noch flexibler gestalten können. Schließlich sollen Sie den Rest Ihres schlanken Lebens genießen, ohne sich eingeschränkt zu fühlen. Doch Vorsicht: Passen Sie auf, dass Sie sich nicht plötzlich wieder zu viel erlauben. Sonst schlittern Sie ruckzuck in den Jo-Jo-Effekt und landen wieder beim Ausgangsgewicht – oder sogar darüber. In Phase zwei ist es wichtig, eine Lebens- und Essweise zu finden, die Sie wirklich Ihr ganzes Leben lang durchhalten können. Das Plus-Minus-Prinzip hilft Ihnen dabei – und genau darin unterscheidet es sich von anderen Diäten.

Steigen Sie täglich auf die Waage

So wie Sie beim Autofahren zur Kontrolle immer wieder auf den Tacho schauen, um zu prüfen, ob die Geschwindigkeit stimmt, sollten Sie auch bei der Gewichtsreduktion nicht auf eine objektive Kontrolle verzichten. Also, Hand auf's Herz: Wann standen Sie das letzte Mal auf der Waage? Keine Ahnung? Das sollte sich ändern. Nehmen Sie das tägliche Wiegen als wichtiges Ritual in Ihren Tagesablauf mit auf – am besten jeden Morgen gleich nach dem Aufstehen. Nur so können Sie Ihren Gewichtsverlauf wirklich kontrollieren. Außerdem erinnert Sie das Wiegen jeden Tag an Ihre wichtige Mission: ein Leben in der schlanken Zone zu führen.

Beobachten Sie Gewichtsschwankungen

Wenn Sie sich wirklich jeden Tag wiegen, werden Sie bald feststellen, dass leichte Gewichtsschwankungen völlig normal sind – auch beim Abnehmen. Mal zeigt die Waage 300 Gramm mehr an, dann 200 weniger. Mal sinkt das Gewicht um 300 Gramm, dafür legen Sie am nächsten Tag gleich wieder 100 Gramm zu. Vor allem Frauen sind solchen Schwankungen unterworfen. Der Grund dafür ist der ständig wechselnde Hormonpegel innerhalb des weiblichen Zyklus. Lassen Sie sich nicht beunruhigen. Wichtig ist nur, dass der Zeiger auf der Waage konstant immer weiter nach links zeigt.

Notfällen entgegensteuern

Wenn die Zickzack-Kurve auf dem Gewichtsdiagramm plötzlich wieder dauerhaft nach oben steigt, sollten Ihre Alarmglocken jedoch schrillen. Denn dann läuft irgendetwas falsch. Um einer weiteren Gewichtszunahme entgegenzusteuern, gewöhnen Sie sich am besten an, jede Plus-Sünde sofort durch eine ausreichende Anzahl von Minus-Aktionen auszugleichen. Sie haben gestern Schokolade genascht? Dann gibt es heute nur frisches Obst als Nachtisch. Sie haben zum Frühstück zu viel Brot gegessen? Dann trinken Sie eben schnell eine Extra-Portion Wasser und greifen Sie mittags nur zu einem Salat.

Schmeißen Sie auf keinen Fall alles hin; Sie haben doch schon eine Menge erreicht. Und es dauert eben manchmal eine Weile, bis die Plus-Minus-Prinzipien in Fleisch und Blut übergegangen sind. Denken Sie daran: Es geht umso schneller, je besser Sie trainieren. Kleine Ausrutscher sind nicht schlimm, solange Sie aus Ihnen lernen und den Fehler beim nächsten Mal vermeiden.

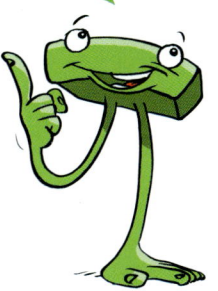

> Protokollieren Sie Ihren Gewichtsverlauf, dann sehen Sie täglich, was passiert.

Ignorieren Sie alle Gewichtsstagnationen

Manchmal scheint es wirklich wie verhext: Obwohl Sie sich an alle Regeln halten, will das Gewicht einfach nicht weiter sinken. Entwarnung, das ist noch lange kein Grund zur Panik: Ganz sicher haben Sie zwar Fett verloren, gleichzeitig aber durch Sport Muskeln aufgebaut. Und die sind schwerer als die alten Speckpölsterchen. Als Beweis, dass Sie trotz Gewichtsstagnation schlanker geworden sind, müssen Sie nur in Ihre Lieblingsjeans schlüpfen. Na, zwickt noch etwas oder schlackert es schon? Schenken Sie dem vorübergehenden Tief also keinerlei Bedeutung und machen Sie einfach so weiter wie bisher. Sie sind auf dem richtigen Weg. Garantiert.

Bleiben Sie auf Kurs

Stellen Sie sich vor, ein kleines Schiff soll von einem Hafen zum anderen schippern. Doch die Strömung macht dem ganzen Unternehmen einen Strich durch die Rechnung und der Kapitän hat keine Lust, seinen Kurs auf den Zielhafen beizubehalten. Also lässt er das Boot einfach mit dem Strom treiben. Macht das Sinn? Natürlich nicht. Selbst absolute Seefahrtslaien würden diesem Kapitän gehörig die Meinung sagen. Genauso ist es auch mit dem Plus-Minus-Prinzip: Sie kennen Ihren Kurs, wissen, wie Sie das Steuer halten müssen, um anzukommen, und können darauf vertrauen, dass Sie im Ziel eintreffen – vorausgesetzt, Sie lassen sich nicht richtungslos treiben. Schließlich ist es mit der Ernährung nicht viel anders als bei einer Schiffsreise. Es gibt Faktoren, die Sie in die richtige Richtung fahren lassen: Gute Gedanken denken. Wissen anwenden. »Plus«-Gerichte in »Minus«-Gerichte verwandeln. Andere hingegen lassen sich mit der Strömung treiben: Sich keine Gedanken über Ernährung machen. Zu fettig und zu süß essen. Sport meiden. Zugegeben: Manchmal kann es wunderschön sein, sich einfach einmal treiben zu lassen. Und es zwingt Sie ja auch niemand dazu, immer strengstens auf Kurs zu bleiben. Im Gegenteil: Hin und wieder sollten Sie die Fülle an Möglichkeiten guten Gewissens genießen. Dadurch wird das Leben noch schöner – und es fällt leichter, den richtigen Kurs für immer beizubehalten. Ich wünsche Ihnen dabei von Herzen alles Gute!

Ihr Stefan Frädrich

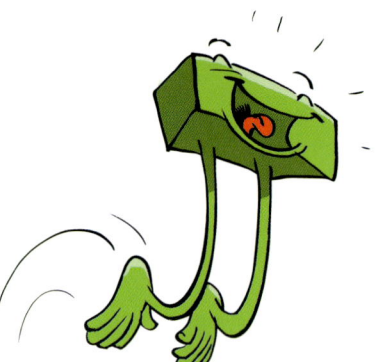

So bleiben Sie schlank

› Lassen Sie beim Einkaufen alle Dickmacher links liegen.

› Achten Sie auf die Zutaten auf den Verpackungen. In Fertiggerichten stecken oft viele Fette und Kohlenhydrate.

› Vorsicht bei Light-Produkten, sie sind nicht immer wirklich leichter als die »normalen« Varianten.

› Machen Sie Schluss mit Vorratshaltung. Was Sie nicht zu Hause haben, können Sie auch nicht essen.

› Kaufen Sie viel Salat, Obst und Gemüse. Davon dürfen Sie auch zwischendurch immer wieder naschen.

› Üben Sie auf Tunnelblick zu schalten und versuchen Sie die zahlreichen Verlockungen des Allltags nicht wahrzunehmen.

› Wählen Sie immer einen Salat oder eine Suppe als Vorspeise, um den Magen zu füllen.

› Fragen Sie nach den Beilagen und tauschen Sie Schwergewichte gegen schlanke Alternativen aus.

› Essen Sie das Leckerste zuerst, um Ihre Gelüste zu stillen.

› Beherzigen Sie auch in der Kantine und beim Fast Food das Plus-Minus-Prinzip.

› Bestellen Sie immer Wasser; es ist der Schlankmacher Nr. 1.

› Bauen Sie Muskeln auf, das steigert den Grundumsatz.

› Verbrennen Sie reichlich Energie beim Ausdauersport.

› Entwickeln Sie Spaß am eigenen Körper. Freuen Sie sich auf Ihr schlankes Leben. Bewegen Sie sich.

Zu guter Letzt: Steigen Sie täglich auf die Waage, um Ausrutschern gleich entgegenzusteuern und Ihr Traumgewicht zu halten.

Bücher und Adressen, die weiterhelfen

Bücher des Autors

Günter, der innere Schweinehund, wird schlank. Ein tierisches Diätbuch

Günter, der innere Schweinehund, wird fit. Ein tierisches Sportbuch

Günter, der innere Schweinehund. Ein tierisches Motivationsbuch

Günter, der innere Schweinehund, hat Erfolg. Ein tierisches Coachingbuch

Alle bei GABAL-Verlag GmbH, Offenbach

Das Domino-Prinzip. Wie Sie aus Steinen, die Ihnen in den Weg gelegt werden, etwas Schönes bauen
Droemer Knaur, München

Frädrich, S./Sautter, N.:
Besser Essen – leben leicht gemacht.
Zabert Sandmann Verlag, München

Bücher aus dem GRÄFE UND UNZER Verlag, München

Adam, Prof. Dr. O., Ullmann, Dr. M.:
Schlank ohne Hunger

Burger, D.: **Sofa-Workout**

Conell, U.: **1 Übung, 4 Muskelgruppen**

Elmadfa, Prof. Dr. I./Aign., W./Muskat, Prof. Dr. E./Fritzsche D.: **Die große GU-Nährwert-Kalorien-Tabelle**

Grillparzer, M.: **Die Diät-Nanny**

Hederer, M.: **Laufen statt Diät**

Lange, E./Wiesner, Dr. S.:
Der Schlankheits-Code

Trunz-Carlisi, D./Lange E.: **Straffe Formen. Die besten 50 GU-Tipps**

Trunz-Carlisi, D./Lange E.: **Schlankmacher. Die besten 50 GU-Tipps**

Trunz-Carlisi, E.: **Personal Trainer. Test und Workouts nach Maß**

Tschirner, T./Firus, A.: **Doppelt schnell zur Traumfigur**

Vormann, Prof. Dr. J./Wiedemann, CH.:
Der Lebensmittel-IQ

Winkler, N.:
Core-Training für Bauch, Beine, Po

www-Adressen

www.stefan-fraedrich.de
Homepage des Autors

www.schlank-in-5-stunden.de
Im Seminar »Schlank in 5 Stunden« erfahren Sie in nur fünf Stunden, wie gesunde Ernährung funktioniert und wie Sie ganz leicht abnehmen.

www.forum-trinkwasser.de
Infos und Studien zum Trinkwasser in Deutschland und seine Bedeutung als Lebensmittel.

www.bdpt.org
Seite des Bundesverbands Deutscher Personal Trainer e. V. (BDPT)

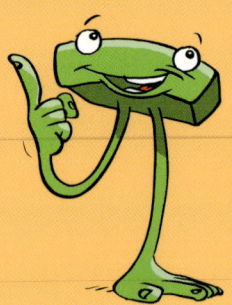

Sachregister

Rezeptregister

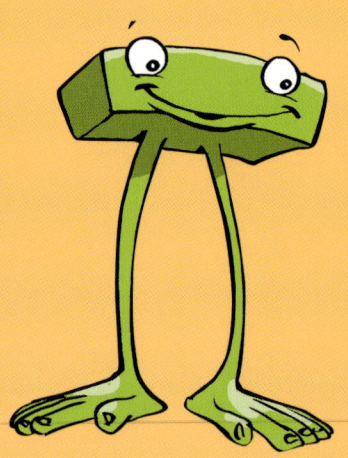

Abkürzungen

EL = Esslöffel

TL = Teelöffel

Msp. = Messerspitze

l = Liter

g = Gramm

Impressum

Projektleitung: Sarah Schocke

Lektorat: Sylvie Hinderberger

Rezeptentwicklung: Alexander Bialkowski, Carla Schmid

Layout: independent Medien-Design, Horst Moser, München

Herstellung: Susanne Mühldorfer

Satz: Christopher Hammond

Lithos: Longo AG, Bozen

Druck & Bindung: Druckhaus Kaufmann, Lahr

ISBN: 978-3-8338-1827-1

3. Auflage 2011

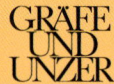

GRÄFE UND UNZER

Ein Unternehmen der
GANSKE VERLAGSGRUPPE

Bildnachweis

Fotoproduktion: Foodphotography Eising, Martina Görlach

Fotos: Avenue/Onoky: Seite 146 o.; Corbis: Seite 121 o.; F1online: Seite 147 o.; Getty: Seite 120 u., 121 u., 146 u., 147 u.; GU/Tom Roch: Seite 156–159; Jalag Syn.: Seite 32 o.l., 32 o.r., 40 u.l., 48 m.r., 54 m., 54 u.l., 54 u.r., 56 o.l., 58 m.r., 62; Daniel Kause: Seite 6; Plainpicture: Seite 120 o.; Stockfood: Seite 32 m.l., 32 m.r., 36 o.l. , 44 o.l., 48 o.l., 48 m.l., 48 u., 54 o.l., 54 o.r., 56 o.r., 56 m.l., 56 m.r., 56 u., 58 o.l., 58 o.r. , 58 u.l., 58 u.r.; Teubner: Seite 32 u., 36 o.r., 36 m.r., 36 u.l., 36 u.r., 40 o.l., 40 o.r., 40 m.r., 40 u.r., 44 o.r., 44 m.l., 44 u.l., 44 u.r., 48 o.r., 50 o.l., 50 o.r., 50 m., 50 u.l., 50 u.r.

Illustrationen: Timo Wuerz; Icons S. 13: Shutterstock

Syndication: www.jalag-syndication.de

Wichtiger Hinweis

Die Methoden und Anregungen in diesem Buch wurden vom Autor nach bestem Wissen erstellt und mit größtmöglicher Sorgfalt geprüft. Sie bieten jedoch keinen Ersatz für kompetenten persönlichen medizinischen Rat. Jede Leserin, jeder Leser ist für das eigene Tun selbst verantwortlich. Weder Autor noch Verlag können für eventuelle Nachteile oder Schäden, die aus den im Buch gegebenen praktischen Hinweisen resultieren, eine Haftung übernehmen.

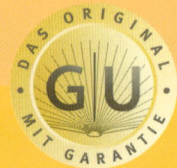

Unsere Garantie

Alle Informationen in diesem Ratgeber sind sorgfältig und gewissenhaft geprüft. Sollte dennoch einmal ein Fehler enthalten sein, schicken Sie uns das Buch mit dem entsprechenden Hinweis an unseren Leserservice zurück. Wir tauschen Ihnen den GU-Ratgeber gegen einen anderen zum gleichen oder ähnlichen Thema um.

Liebe Leserin und lieber Leser,

wir freuen uns, dass Sie sich für ein GU-Buch entschieden haben. Mit Ihrem Kauf setzen Sie auf die Qualität, Kompetenz und Aktualität unserer Ratgeber. Dafür sagen wir Danke! Wir wollen als führender Ratgeberverlag noch besser werden. Daher ist uns Ihre Meinung wichtig. Bitte senden Sie uns Ihre Anregungen, Ihre Kritik oder Ihr Lob zu unseren Büchern. Haben Sie Fragen oder benötigen Sie weiteren Rat zum Thema? Wir freuen uns auf Ihre Nachricht!

Wir sind für Sie da!
Montag – Donnerstag:
8.00 – 18.00 Uhr;
Freitag: 8.00 – 16.00 Uhr
Tel.: 0180 - 5 00 50 54* *(0,14 €/Min. aus
Fax: 0180 - 5 01 20 54* dem dt. Festnetz/
Mobilfunkpreise
E-Mail: maximal 0,42 €/Min.)
leserservice@graefe-und-unzer.de

P.S.: Wollen Sie noch mehr Aktuelles von GU wissen, dann abonnieren Sie doch unseren kostenlosen GU-Online-Newsletter und/oder unsere kostenlosen Kundenmagazine.

GRÄFE UND UNZER VERLAG
Leserservice
Postfach 86 03 13
81630 München